U0295708

家庭医生技能实训教程

顾　问　白书忠

主　编　倪军杰　鲍　勇

副主编（按照姓氏笔画排序）

王启斌　王培玉　汤小兰　许　伟　张伟东
张　勘　张　滨　李国红　李明珠　沈玉槐
郝彦林　郭　清　霍清萍

编　委（按照姓氏笔画排序）

王卓耀　孙　炜　佟　璟　吴克明　吴慧芳
张军劢　张　安　杜兆辉　杜学礼　易春涛
栾　晶　陶惠红　梁　颖　谢建芳

上海交通大学出版社

内 容 提 要

　　家庭医生是卫生服务的主体,是中国新医改的重要内容。本书基于健康管理的理论与实践,在社区家庭医生的相关技能方面进行编写。全书共九章,包括家庭医学概论、社区健康档案管理以及应用、社区居民健康风险评估、基于健康管理的社区常见慢性病干预、家庭医生绩效评估、社区家庭医生沟通理论与技能、社区家庭医生信息化技能、家庭医生相关规章制度、社区家庭医生实用心理学。

　　全书内容贴近实际,简明扼要,融合编写团队的扎实理论和丰富经验,突出介绍家庭医生在处理社区常见病、多发病及其他相关方面的知识和技能,可作为培养社区家庭医生的培训教材,也可供医药卫生院校相关专业学生阅读参考。

图书在版编目(CIP)数据

家庭医生技能实训教程/倪军杰,鲍勇主编. —上海：
上海交通大学出版社,2012
　　ISBN 978-7-313-08297-8

　　Ⅰ. 家… Ⅱ. ①倪… ②鲍… Ⅲ. 家庭医学—
教材　Ⅳ. R4

中国版本图书馆 CIP 数据核字(2012)第 068632 号

家庭医生技能实训教程
倪军杰　鲍　勇　主编
上海交通大学出版社出版发行
(上海市番禺路 951 号　邮政编码 200030)
电话:64071208　出版人:韩建民
上海颛辉印刷厂 印刷　全国新华书店经销
开本:787mm×960mm 1/16　印张:13.5　字数:249 千字
2012 年 5 月第 1 版　2012 年 5 月第 1 次印刷
印数:1～2030
ISBN 978-7-313-08297-8/R　定价:35.00 元

序

随着我国经济社会水平的发展，人民群众对于医疗卫生服务的需求不断增长。家庭医生作为居民健康的"守门人"，必须具有扎实的全科医学知识和全科诊疗技能以及良好的沟通技能，能够为群众提供个性化的医疗卫生服务。

上海金山区从 2008 年开始实施社区卫生服务综合改革工作以来，建立了以全科团队为主体，以主动服务和上门服务为机制的社区卫生服务新模式。2011 年我区成为家庭医生制服务模式试点区后，组建了由全科医生、临床医生、公卫医师、社区护士和乡村医生共同担任家庭医生的全科团队，入户、进企业提供以健康管理和医疗咨询为核心的基本医疗和公共卫生服务，在居民健康和社会稳定中发挥了至关重要的作用，深受群众的欢迎。因此，进一步提升家庭医生的水平，成为推进社区卫生服务综合改革的重要内容之一。

金山区卫生局委托上海交通大学医学院教材编写团队为我区编写的《家庭医生技能实训教程》一书，是在深入调查研究，广泛查阅国内外相关文献资料的基础上，结合我区开展的家庭医生制工作，为我区家庭医生提供的内容完备、题材丰富的实用指南。内容贴近实际，简明扼要，融合了以鲍勇教授为首的上海交通大学医学院教材编写团队的扎实理论和丰富经验，突出介绍了家庭医生在处理社区常见病、多发病及其他相关方面的知识和技能，故可作为我区培养家庭医生的培训教材，也可作为家庭医生工作的重要参考书。

金山区委、区政府历来高度重视社区卫生人才队伍建设，把家庭医生培养作为医疗卫生工作的重点之一。希望此书的出版，能够对我区社区卫生服务综合改革和家庭医生制服务试点起到推动作用。

金山区人民政府副区长

2011 年 11 月

前　言

　　家庭医生的概念并非家庭私人医生,根据美国家庭医学会的解释,所谓家庭医生是一种综合性的医疗服务,即对家庭成员中所有的人,无论其年龄、性别、病变的器官或疾病的种类,都始终负有医疗上的责任。它的服务特点是负责本地区内所有居民的医疗保健工作,其实质是属于基层初级医疗的一种形式。其经费来源除了从患者收取一定的医疗费用外,还要靠政府根据与家庭医生所签约的居民数给予补助。家庭医生必须具有全面的全科医学知识和熟练的全科诊疗技能,善于与服务对象交流,能够根据循证医学原理行医,提供个性化的医疗卫生服务。其业务特点是必须具备多种医学专科的基本知识,要有处理内外科、儿科、妇科、五官科、精神科疾病及急症等多方面的技巧,它的服务对象既有签约对象个体,还包括其家庭成员,而其医疗重点放在以家庭为单位的服务形式上。

　　家庭医生制度要以全科医生为主要载体、社区为范围、家庭为单位、全面健康管理为目标,通过契约服务的形式,为家庭及其每个成员提供连续、安全、有效、适宜的综合医疗卫生服务和健康管理的服务模式。家庭医生制度源于社区卫生服务,社区卫生服务是社区建设的重要组成部分,它是以健康为中心、家庭为单位、社区为范围、需求为导向,以妇女、儿童、老年人、慢性病人、残疾人和脆弱人群为重点,以解决社区主要问题、满足社区基本卫生需求为目的,融预防、医疗、保健、康复、健康教育、计划生育技术指导为一体的,提供有效、经济、方便、综合、连续的基层卫生服务。家庭医生制度的构建与实施,有助于保护居民健康和提高居民生活质量,是维护社会发展、人力资源生产和再生产的基本保证,也能够促进社会经济和社区文明建设的发展。

　　当前,我国正在进行医疗卫生体制改革,医疗服务体系正在由生物医学模式向生物—心理—社会医学模式进行转变;由注重对个体疾病的治疗向注重综合预防和群体干预方向转变;由单一的以医院提供专科服务向全科服务和专科服务相结合方向转变,因此发展以社区卫生服务为依托的家庭医生制度正是顺应了这种改革的大趋势。在新医改方案确立了“让人人享有基本医疗卫生服务,建立覆盖城乡居民的基本医疗卫生制度”的宏伟目标下,《医药卫生体制改革近期重点实施方案(2009－2011年)》(国发(2009)12号)更明确指出,从2009年开始,逐步在全国统一建立居民健康档案,并实施规范管理。定期为

65 岁以上老年人做健康检查,为 3 岁以下婴幼儿做生长发育检查,为孕产妇做产前检查和产后访视,为高血压、糖尿病、精神疾病、艾滋病、结核病等人群提供防治指导服务。在相关政策鼓励支持下,国内已有不少城市展开了对家庭医生制度的探索试点工作。

就全国的形势来看,家庭医生制度发展很不平衡,重点在实用性操作方面缺少指南性的专著和教材。一本指导性的专著更是当务之急。鉴此,作者根据数年的社区卫生服务工作经验,组织有关人员编写了该书。

该书特色突出,可操作性强,实用价值大,是一本不可多得的家庭医生制度的实用指南,也是一本理论联系实际、培养与提高家庭医生的实训教材,该书的出版将对我国家庭医生制度的开展和发展起到重要的指导与推广作用。

家庭医生制度是一个新生事物,在很多方面要进行探索、研究和发展。因此,该书在编写过程中也一定有这样和那样的不足,敬请读者给予谅解。

鲍 勇

2012 年 4 月

目　　录

第一章　家庭医学概论

第一节　家庭医学

家庭医学是家庭医疗的理论基础,是家庭医生必须掌握的武器。只有认真学好家庭医学,才能培养好家庭医生,从而更快更好地提升社区居民的整体健康水平。

一、家庭医学概念

家庭医学(general medicine)(西方也叫全科医学)是家庭医疗的学术领域,是指导家庭医生的理论依据,属于临床二级学科;它包含两个部分:一是通过长期医疗实践产生的经验和知识技能;二是通过研究发展起来的新理论。

家庭医学具有如下特色:

(1)第一线的医学。家庭医学最先接触和最常接触病人和健康者,是社区医学体系的门户和基础。在病人和家庭医生接触的同时,家庭医生主动担负起把病人和其家庭引入到方便有效的家庭医学服务体系之中。

(2)以门诊为主体的医疗保健。经过家庭医学训练的家庭医生服务涉及门诊和住院病人的预防保健及康复,其主要工作领域是病人所在的社区和家庭,其服务地点是医院的门诊部、急诊室及社区的诊所,也可以是在病人的工作单位或家中。

(3)一种专科性的医疗保健。家庭医生为病人提供的是连续性的、周全性的、综合性的医疗保健,是以家庭医学的学术理论为基础,有其自己独特的知识和技术体系及鲜明的态度和价值观,家庭医学在医疗体系中扮演的角色是任何专科所不能取代的。

(4)以个人为中心,家庭为单位、社区为范畴的医学。家庭医学着重完整的人(whole person)而不是单纯的疾病,它是以尊重人的个性和权利为特征的整体性(holistic)医疗保健;强调以家庭为保健单位的重要性,同时注重个人与家庭的互动关系;并立足于社区,为个人及家庭提供必要的健康咨询和社区保健。

(5)一种持续性和周全性的医学。家庭医学为社区居民提供"从生到死"的全程医疗保健,为他们提供连续性的保健服务,伴随着个人及其家庭的产生、发展直至消亡。此时,全科医师能真正了解患者的各种情况,建立长期和良好的医患关系,并使医疗保健措施的顺从性更好。同时,长期登记的病史,也是照顾患者和科学研究的重要资料。

（6）一种协调性（coordinated）的医学。家庭医学善于利用社会、社区和家庭的有效医疗保健资源，为促进社区人群的卫生保健水平起到协调作用。

二、家庭医学研究的目的、对象、范围和内容

（一）家庭医学研究的目的

家庭医学研究的目的首先是对医学的目的和性质进行了重新思考。医学不是关于人体结构功能以及疾病的理论，医学的目的不仅仅是预防疾病、治疗疾病；医学是关于整个人体和健康的理论，医学的最终目的是要了解病人、服务病人、满足病人的需要。鉴于这种原因，家庭医学的目的与生物医学的目的有较大的区别（见表 1-1）。一般来说，家庭医学的目的有三个方面：①完善医学体系，还医学服务的本来面目；②实现医学模式的根本转变，建立服务人的观念、方法和原则；③建立社区医疗的基本模式，解决社区的实际卫生问题。

表 1-1　生物医学和家庭医学区别

项　目	生物医学	家庭医学
观点	治疗疾病	保障人群健康水平
方法	孤立、静止、封闭、机械	整合、动态、开放、人性
对象	组织、器官、分子	个人、家庭、社会
目的	治愈病人	提高个人生命质量，提高社区健康水平

（二）家庭医学研究的对象

（1）完整的人及其健康问题。以个人的健康问题为中心，理解病人作为一个完整的人的特征和需要。

（2）个人的健康问题与家庭内的互动关系。以家庭为单位，理解病人作为一个完整的家庭成员的特征和需要。

（3）社区中的全体居民。以社区为范围，理解整个人群的特征和需要。

（4）社区中的常见问题。以预防为导向，理解作为一个独特医学专科的特征与作用。

（三）家庭医学涉及的范围

家庭医学涉及的范围见表 1-2。

表 1-2　家庭医学涉及的范围

宏观思考	所有问题的背景、关系	宇宙	
		地球	
	家庭　↑	生态圈	生态医学
		社会	社会医学
	个体　↑	社区	社区医学
		家庭	家庭医学
微观研究	器官　↑	个体	心理行为医学
		系统	生物医学
	组织和细胞　↑	器官	
		组织	
	分子　↑	细胞	
		分子	

三、家庭医学的核心内容

1. 基层医疗(primary care)

对一个国家的医疗体系而言,基层医疗有其结构和组成的特征。医疗体系在硬体方面分为自我照顾、基层医疗、二级和三级医疗。

自我照顾主要在家庭内进行,如不能解决就需要地方开业医师的照顾,不能处理的病患再转到二级或三级医院。

基层医疗是以全科医师为主,平均每一名全科医师照顾 2000～2500 人。就功能而言,基层医疗卫生包括:①第一线的照顾功能;②长期并持续地照顾,不论是否有疾病存在;③整合性角色。因此世界家庭医学会组织(WONCA)于 1981 年的定义为:"这种健康照顾强调对人的负责,开始于初次见面并保持其持续的关系,所提供的照顾,包括健康问题的处理和协调,并在必要时转入二级或三级医院的专科医生或其他专业医务人员。"

2. 家庭医生(practitioner)

家庭医生与专科医生不同处,美国家庭医师学会定义:"家庭医师(全科医师)提供以家庭为单位的健康照顾。其所受的训练和经验,使之具有从事内外科等方面的工作资格。对家庭内发生的问题,不论性别、年龄,不论是身体生物方面、还是心理和人际关系方面,具有解决独特问题的技术,而且能提供继续性、周全性的保健和医疗服务。在必要时,还包括适当的其他专科照顾和社会资源的利用等。所有这些,均有助于病人及其家庭的健康照顾。"

3. 医患关系

作为一名家庭医生,不论从病患健康问题的诊治、预防保健的实施,还是以家庭为单位的照顾,均需要有良好的医患关系作为基础。良好医患关系的建立,最自然的方法是从病患的诊疗开始。了解病患的求诊问题,经由适当的处置,使病人的痛苦获得解除,自然会对医师产生尊敬和信赖的心理,从此建立个人的关系,逐步发展。医疗至保健、个人至家庭以及维持长期固定的求医行为,构成推行家庭全科医师制度的模式。

4. 疾病自然史

健康至疾病、死亡的过程,临床上分为几个时期:开始是危险因子的存在与否,继之症状和症候出现,确定疾病诊断,并发症发生等预后征象。这种渐进性的疾病自然历程,即使是属于意外伤害和自杀等直接造成死亡的原因,目前的研究也发现有其预防的方法。家庭全科医师和专科医师的区别是,能从疾病的自然史,去了解疾病的成因及其互为因果关系的问题,从而胜任全科医师的工作。

5. 生物心理社会模式

家庭医学常见的问题有四类:即急性问题、未分化问题、慢性疾病和身心问题。其中,纯属身体器官系统的疾病不及 1/3,其他多含有心理社会因素。因此,生物医学模式已不适用于临床治疗,必须采用生物心理社会医学模式。

6. 家庭对健康的影响

家庭是个体身心发展的环境。与个人健康有关的心理社会因素中,家庭生活事件的发生占有重要的地位。全科医师对家庭进行评估,了解疾病发生的潜在原因,并对家庭功能有充分的了解。同时,擅长运用家庭资源,对病人的卫生教育、预防保健的实施和针对慢性病和身心疾病的治疗有极大的帮助。

7. 行为科学

全科医师不仅能诊断病人的心理疾病,还能了解病人的健康信息、求医行为和遵医嘱行为。因此,行为科学始终适用在家庭健康的管理方面,对全科医师制度的推行极为重要。全科医师对疾病的诊治与其他专科医师不同之处,在于对病人身心社会层面和家庭结构、功能的评估,并且经由行为科学的训练,知道在病患互动的过程中病人角色的重要性。

8. 团队合作

为提供周全性和协调性的服务,全科医师作为社区居民健康的维护者,需要强调与其他专科人员的联系和合作。横的方面,以家庭全科医师为核心的团队组成,包括护士、护理师、临床心理师、社会工作者、药师、营养师等。纵的方面,全科医师作为病患与医院专科医师间转介照顾的桥梁,视病人疾病的需要,为之安排最适当的人员和地方进行照顾。

9. 研究

家庭医学是一个未开发的领域,各方面都需进行研究。如疾病的诊治方面,教科书中疾病的诊治大多是按住院危重病人的诊疗写成,第一线医师所见的疾病大部分是早期疾病和未分化的健康问题,两者间有很大差别,需要进一步研究。

10. 可持续发展

家庭医学是关系党的形象、国家的承诺和人民需求的大事业、大工程,一定要使它具有可持续发展的能力。首先,领导要予以充分的重视,要将该事业纳入社区精神文明建设中,纳入对领导政绩考核的内容之中;第二,要求对医学生进行全方位全过程的家庭医学思想的教育;三是培养一支高素质的全科医师师资队伍。

四、国外家庭医学的产生、发展和现况

(一) 国外家庭医学的发展

1. 家庭医学的萌芽期

随着社会的进步和科学的发展,传统的医学模式也在经历着变革,家庭医学就是在变革中再一次发展起来的新学科。家庭医学顾名思义是指不分科的医学,在世界各民族的医学发展初期,所有的医师所从事的医疗都是不分科的。但是我们现在所说的家庭医生是指近代医学发展中的一种行业,和过去的家庭医生(也称通科医生)在概念上不能等同。

18～19世纪,近代医学的发展主要表现为基础医学的发展,临床医学还处在未分化阶段,当时的医生是不分科的,这些医生除了少部分在医院工作外,大多数医生是独立开业的,他们的起源有的是干其他行业的同时兼干医务工作。在实践中,这些人开始是结合其他行业的技能作为自身知识的补充,把内、外等学科的知识和药剂方面的知识技能结合起来,这时才逐渐形成了通科医生。这些人就生活在居民中间,为病人及其家庭解决一般的健康问题。尽管医术并不高明,对许多疾病束手无策,但在当时这些医生却备受欢迎和尊敬,因为他们在病人处于危难之际能及时地给予病人及其亲属帮助和安慰,从患病到离世一直陪伴着患者、亲属及其家庭,成为他们最亲密的朋友和健康问题的咨询者。当时,通科医生是社区居民日常生活中不可缺少的重要角色,这种医疗形式一直延续到20世纪初,通科医生在当时起着“协助疗病者(healer)”的作用。

2. 家庭医学的形成期

进入20世纪以来,伴随着化学、生理学、物理学及细菌学等学科的发展,医学知识量迅速增长,尤其是第二次世界大战后,科学技术迅猛发展,先进的医疗技术为医生们提供了有效的“武器”,对过去束手无策的传染病、流行病、营养缺乏等病症有了驾驭的手段,一改过去医生“协助疗病者”的形象。当时,从事通科医疗的医生们认识到,他们不可能掌握医学上的所有知识,而致力于某一领域或某一学科的知识会更容易些,因此在19世纪初,一些专科被分派出来,形成了儿科、妇科、产科、内科、外科等医学专科。随着近代先进医疗器械、技术和理论的不断发展和更

新,已经形成专门科室的专科又派生出亚专科,这种趋向使得医院越办越大,科室越分越细、仪器越发展越精密,这种导向使人们对大医院和专科医生产生无条件崇拜。与此同时,社区中由于没有高科技的医疗仪器设备和知名的医学专家,而处于被遗忘的境地。

随着人民生活水平的逐步提高、保健意识的增强,疾病谱和死亡谱发生了改变。儿童、青壮年病死率下降,老年人人均寿命的延长,造成了人口急剧膨胀和老年化社会的到来;生活方式、生活节奏的改变、社会竞争意识的增强,导致心理、社会因素疾病的增加;医院越办越大,科室越分越细,仪器越发展越精,从一个侧面导致医生离病人越来越远,医生们只注意被诊者的"病",而忽视了他们是一个完整的人。此外,医院在社会中的作用也有了相当的变化:由于精密仪器的更新、医疗成本的增加,使得医院的服务变得十分昂贵,住院标准日益提高,个人难以应付,于是人们又怀念起当年的通科医生。

3. 家庭医学的发展期

1978 年,世界卫生组织将初级卫生保健列为实现全球目标的关键,要求社区应和政府一起承担为其社区人民提供卫生保健的责任。自此,家庭医学发展日新月异 。美国 1971 年成立了家庭医师学会(American Academy of Family Physician,AAFP);1977 年家庭医生总数 54557 名,占全美医生总数的 13.8%,1986 年家庭医生占 24.0%,在所有医学专科中排列第二;在美国学习家庭医学,成为一名家庭医生很不容易,首先要完成大学本科 4 年学历,再在医学院校学习 4 年,毕业后还要进行 3～8 年的住院医生培训,方能拿到家庭医生资格证书。马来西亚的家庭医学起步虽晚,但发展较快,1989 年马来西亚大学成立了家庭医学系,1991 年,国家卫生部宣布家庭医学为一个独立的医学专业,随后又开设了为期 4 年的硕士学位课程。1977 年,香港成立了家庭医学院,提供在职培训、继续教育和进行香港家庭医学专科院士考试,并获香港医务委员会承认。

(二)国家和地区的家庭医学发展历史

1. 美国家庭医学发展史

美国是家庭医学的发源地,早在 1900 年初期,家庭医学已经是美国医学界的主体,80% 以上的医师是家庭医生(见表 1-3)。

1910 年,Flexner 作了一次报告,批评医学教育水平低落,积极主张加强生物医学的专科教育。至此,专科医学迅速发展,1917 年首先成立眼科专科医学学会,到 1960 年,已经有 19 个专科学会成立(见表 1-4,表 1-5)。期间,家庭医生的数量逐渐减少,1900 年,美国每 600 个社区居民即有一个家庭医生,而到 1970 年,美国每 3000 个社区居民才有一个家庭医生。

表1-3　美国家庭医学(家庭医学)简史

年　份	简　史
1900	80％以上的医师是家庭医生
1910	Flexner 建议加强生物医学的专科教育
1947	美国家庭医学学会成立
1950	正式开展两年的住院家庭医生培训计划
1966	Millis 和 Willard 强调家庭医生的重要性
1969	美国家庭医业学会成立(ABFP)
1971	美国家庭医业学会更改为家庭医生学会
1978	规定必须经 3 年家庭住院医生培训才可以报考专科医生,且每 6 年再考试换证,还要求修满 300 小时的继续教育学分

表1-4　美国各专科学会成立时间表

专科学会	年份	专科学会	年份
Ophthalmology	1917	Surgery	1937
Otolaryngology	1924	Anesthesiology	1938
Obstetrics—gynecology	1930	Plastic surgery	1939
Dermatology	1932	Neurologic surgery	1940
Pediatrics	1933	Physical medicine and rehabilitation	1947
Orthopedic surgery	1934	Preventive medicine	1948
Psychiary—neurology	1934	Thoracic surgery	1950
Radiology	1934	Family practice	1969
Colon—rectal surgery	1935	Allergy and immunology	1971
Urology	1935	Nuclear medicine	1971
Internal medicine	1936	Emergency medicine	1979
Pathology	1936		

表 1-5　美国家庭医生数量的消长情况

年　份	全国医生数	私人医生执业比例/%	家庭医生占私人医生比例/%
1931	150425	89.2	74.5
1940	165290	86.5	66.1
1949	191577	78.5	49.9
1959	225772	71.1	36.3
1967	294072	64.6	21.3
1975	388626	79.6	28.0
1985	545986	86.2	27.1

　　随着专科医学的发展,医疗费用逐渐上扬,社区居民也感到有就医不便和照顾不完整的弊端。于是家庭医学又重新受到重视,并被赋予新的内涵和使命,这就是家庭医学。1966 年,全美同时出现了两个在家庭医学深有影响力的报告,一个是 Millis 的关于美国医学会公民委员会对医生毕业后教育的报告;另一个是 Willard 关于美国医学会医学教育委员会对家庭医学教育的报告。从此,在相关人士的努力和联邦政府的大力支持下,家庭医学的教育和培训有了快速增长。家庭医学科住院医生的培训计划 1969 年仅有 21 家,1984 年达到 384 家。家庭医师学会会员 1950 年仅有 10000 人,1987 年达到 72000 人,占全美医生的 12%,数目仅次于内科医生(16%)。现在,美国的家庭医生在医疗保健服务中担任了重要的角色。

　　美国的家庭医生工作现况如下:

　　(1) 每周平均工作 60 小时,其中 1/4 用以照顾住院病人和协助教学。

　　(2) 每周平均看 160 位病人(全美平均每周看 120 位病人),每次看诊约 13 分钟,转诊率少于 5%。保险公司平均对每次诊疗(不含药费)给付 22 美元。

　　(3) 美国人平均每年每人到基层医生处就诊 2.59 次,0.83 次找家庭医生,0.36次找儿科医生,0.32 次找一般内科医生。

　　(4) 90%以上的家庭医生对自己的执业感到满意。

　　2. 英国家庭医学发展史

　　英国的医疗制度是一个逐步发展、演变的历史过程。16 世纪末 17 世纪初,随着商品经济的发展,英国于 1601 年建立了济贫法,设置了设施简陋的济贫所、济贫医院。18、19 世纪,伴随近代资本主义市场经济的迅猛发展和城市化进程,英国各地城市陆续建立了市立传染病医院、精神病医院以及一些慈善医院,并加强公共卫生管理。1911 年建立了初步的保险制度,全科医师(GP)成为医疗服务的重要提供者。工党政府于 1984 年 7 月 5 日建立国家卫生制度(NHS),对所有居民提供免费的综合卫生服务,费用由财政负担,每一位公民都与自己所选择的 GP 建立稳定的卫生保健关系,到医院就诊须经 GP 转诊(急诊除外)。根据规定,医院工作人员由国家发全额工资,与个人收入与处方、检查等诊疗服务量无直接关系。GP 按注册居民数量与卫生局签订合同并得到经费,提供 24 小时的初级保健服务,起到了卫生经费守门人的作用。

为减少候诊,提高医院效率,英国政府引入内部市场体制,将医院的医疗费用按一定比例预先拨付给 GP,GP 成为"持资 GP",代病人选择转诊医院及其科室、专科医生,以图增强医院的服务竞争力,提高效率,减少医院候诊时间。同时,发展了一些私立医院和商业医疗保险,为公立医院和 NHS 树立竞争对立面。为保证医疗质量,同时实行了医疗评价制度(medical audit)。到 1998 年,全国已有半数的 GP 成为"持资 GP",覆盖了 60% 的人口。

GP 主要的工作地点是社区卫生服务(CHS)中心,CHS 中心承担全体居民的各项初级卫生保健工作。内容包括:传染病、慢性非传染性疾病的治疗,意外伤害的预防,疾病的初级诊疗和持续性照料,慢病管理(如:哮喘),社区的现场急救医疗,社区、家庭的护理,妇女产前、产后保健,儿童保健,老年保健,重点人群的疾病筛查,社区康复,健康教育的咨询指导,计划生育指导等。中心一般覆盖 1 万名左右居民,每名 GP 平均负责 1800 名居民。根据 NHS 的规定,每一位英国居民都在自己选择的 GP 处注册,与该 GP 建立稳定的医疗保健关系。该 GP 负责对该居民进行预防、保健及医疗服务,并协调和指导有关护士提供相应的卫生服务,健康指导。居民就诊一般首先要找 GP(急诊除外),只有 GP 解决不了的专科问题才转往医院。

社区卫生服务中心医师的门诊时间为:8:30～11:30,13:30～18:30,一般要事先预约,但有特殊情况,可以随时找医师。除全科门诊外,还根据本地的疾病流行及诊疗、防治需要,开设一些每周一个半天或二个半天的专科门诊。如:哮喘病、糖尿病管理门诊,儿童发育监测及计划免疫门诊,良好的母亲门诊(避孕指导、妇科健康检查)等。GP 一天平均处理 150 个病人,临床治疗护士一天平均处理 60 个病人,社区护士平均到家庭访视 25 个病人,5 名健康访视员平均访视 30 位母亲和儿童,两名助产士平均处理 10 名产前产后妇女(每年接生 200 人次)。每天平均有 15 名病人被转诊到上级医院,转诊率为 10% 左右。

英国在家庭医学的教育方面主要依靠家庭医学皇家学院[The Royal College of General Practitioners (RCGP)],该学院是专门培养家庭医生的大学机构。这所 1952 年建立的学院,主要目的是在全英国维持高层次的家庭医学教育。她不仅是英国培养 GPs 的学院,也是国际性培养 GPs 的网络组织。

RCGP 于 1952 年建立,当时建立的目的是提升家庭医学的标准,说服其他医生加入家庭医学的行列,鼓励医学生能将家庭医学作为自己的终身职业。1972年,RCGP被冠于皇家名称。1952年有1000名成员的RCGP,现在已经有18000名成员。1952~1960年期间的最大发展是建立家庭医学机构,1980年开始进行家庭医生的职业教育,1990年在多元化培养家庭医生方面发挥了积极的作用。

RCGP的目的和责任:①在全英维持高层次的家庭医学教育地位;②建立和维持地方系科及其他组织;③鼓励有能力的个人加入这个医学行列并成为家庭医生;④对其他的医务工作者进行家庭医学教育,提升其业务能力;⑤授予家庭医生毕业后学位和其他证书;⑥鼓励家庭医学研究和学术刊物的出版;⑦散发家庭医学信息;⑧协调其他组织,共同发展家庭医学事业。

RCGP的运作:RCGP是一个家庭医学医生工作网,是全英国维持高层次的家庭医学教育的唯一高校,一直以热情的工作态度完善家庭医学为工作原则,促进家庭医学事业的发展和提高照顾病人的质量。①欢迎各国政府和卫生部门帮助工作;②欢迎各社团支持和帮助工作;③定期出版刊物,保证其成员有最新的信息交流;④同家庭医生及其他医生进行网络交流;⑤利用学术交流活动进行家庭医学的学术活动;⑥为家庭医生的发展制定政策和临床指导;⑦为病人照顾提供临床指导;⑧对其他卫生工作者提供继续教育和临床指导;⑨发展家庭医学的评价方法;⑩筹集经费。

3. 香港的家庭医学发展

1977年,香港全科医师学院成立(Hong Kong College of General Practitioners; HKCGP);1985年实行了家庭医学的住院医生培训计划,住院医师先在三级医院接受2年的医院内轮训,再到基层的全科门诊进行2年的训练;1989年香港组织了"基层医疗保健照顾委员会",强调基层医疗对社区居民健康的重要性和降低医疗费用的必要性;1991年香港全科医师学院有家庭医学会员699人,其中含院士(fellow;即专科医生)会员109人。

五、我国家庭医学的形成和发展

1988年,世界家庭医学会组织主席Dr. Rajakumar访问我国并倡议在中国逐步开展家庭医疗制度,我国的领导人和一些有识之士敏锐地感觉到,发展这一新学科会对我国初级卫生保健事业的提高大有裨益。1989年,首届国际家庭医学会在北京召开,北京、广东等地成立了家庭医学会并在北京首都医学院设立了家庭医疗培训中心,1992年3月,来自全国各地的60余名学员接受了首届全国全科医师培训班的训练。从此,全国性的家庭医疗试点工作在我国全面铺开,北京、上海、天津、江苏、广东、浙江、黑龙江、新疆、河南等省市先后开展了这项工作。1991年、1993年在北京召开了两届全国家庭医学理论研讨会,1995年在北京又召开了全国家庭医学教育和家庭医疗实践研讨会,会上着重研究探讨了如何开展我国的家庭医学教育和家庭医疗实践;通过试点探索,建立突出中国国情的家庭医学体系。1999年12月,卫生部部长张文康在全国家庭医学教育工作会议上作了"统一思想锐意进取 开创家庭医学教育新局面"的讲话;卫生部印发了《全科医师规范化培训试行标准》,开创了中国家庭医学发展的崭新局面。2000年,徐州医学院率先成立了临床医学(全科医学方向)专业。2011年,国务院颁发了《关于建立全科医生制度的指导意见》,为我国全科医学奠定了发展基础。

六、发展家庭医学事业的重要意义

1. 发展家庭医学教育是坚持全心全意为人民服务宗旨的具体体现

历史证明,卫生事业的改革与发展,对保障人民健康、促进经济发展,发挥着重要的作用。全国已建立起比较完整的城乡卫生服务网,兴办了一大批卫生机构,建立了一支600多万人的卫生技术队伍,培养了一批具有较高水平的医学专家。广大卫生工作者的辛勤劳动,为人民群众健康水平的进一步提高,为经济发展和社会进步做出了重要的贡献。当前,我国卫生改革与发展进入攻关阶段,到了关键时期,西部大开发、国企改革攻坚等热点、焦点和难点都对医学教育提出了新的严峻的挑战。发展家庭医学教育是新形势下的新任务,是坚持全心全意为人民服务的最好体现。

2. 发展家庭医学教育是社区群众越来越迫切的需要

WHO认为所有就诊病人中,只有50%左右的患者需要专科医生诊治,而人群中80%～90%以上的基本健康问题,可以通过以训练有素的全科医师为骨干的社区卫生服务队伍来解决。上海市一次对慢性病治疗流向进行入户调查,从需要的角度来讲,慢性病病人可以在二级医院以下得到有效服务的比例达到92.0%。同时,随着社会经济水平的不断发展,人们对健康的需求越来越迫切,对一个中等城市的调查发现希望得到卫生保健者占39.3%,希望得到卫生预防者是47.2%,而这些需求和问题的解决,也只能通过家庭医生来完成。这是因为家庭医生以健康为目标,向个人、家庭和社区提供的是连续、综合、便捷的基本卫生服务。

3. 发展家庭医学是城市区域卫生规划的需要

目前,在对卫生资源控制增量、调整存量和有效利用总方针指引下,各地政府对区域卫生规划重要性的认识进一步提高,并把区域卫生规划作为政府对卫生事业发展进行宏观调控的重要手段。城市医疗卫生机构的改造重组以及医药分家,大大提高了对卫生资源的利用程度,使得卫生服务的公平性、可及性和有效性都得到一定程度的改善。在卫生资源调整、重组和向基层社区转移的过程中,卫生技术人员的分流、转岗和加强基层社区,越来越受到人们的关注。比如,一个经济发达的省,在 30 万卫技人员中有近 90％是专科以下学历,这些人员极不适应今后的卫生事业发展,按照卫生部的规定,要对这批人进行家庭医学的升格培养,这将是城市卫生改革的重大内容。

4. 发展家庭医学是城市医疗保险制度改革的需要

我国医疗保险制度的改革按照"低水平、广覆盖、双方负担、统账结合"的原则,这一制度的建立,必须积极推进医药卫生体制改革,大力发展社区卫生服务,使人民群众得到有效、经济、方便的医疗服务,从而促进医药卫生事业的健康发展。因此,急需建设一支能够胜任社区卫生服务工作、广大人民群众欢迎的、以全科医师为骨干的社区卫生服务队伍。

5. 发展家庭医学是降低医疗费用的需要

解决居高不下医疗费用的最好办法是改变医疗行为,大力发展家庭医学,培养一批高质量的家庭医生进入社区,推进社区卫生服务发展,从而把在二、三级医院就诊的病人吸引到一级医院和家庭医生身边,起到控制医疗费用增长的作用。

6. 发展家庭医学有利于适应疾病谱的改变和人口老龄化的需要

1993 年,我国城市脑血管病患病率 396.0/10 万,1998 年达到 585.0/10 万,升高 4.8％;1993 年,恶性肿瘤患病率为 101.0/10 万,1998 年达到 115.0/10 万,升高 1.4％;这些数字均大大超过了世界平均水平,与发达国家接近。同时,我国老龄化态势十分严峻,我国老年人口急剧上升,2000 年已有 1.3 亿 60 岁以上人口(占总人口的 10.2％),全国进入老龄化社会,预计 2025 年老年人口为 2.8 亿(占 15.6％);众多老年人口带来了严重的卫生问题,高的发病频率(2 周患病率 54％)和长的患病天数(百人周患病天数 245d),不仅关系到卫生事业的发展,也关系到经济和社会的发展。这些问题通过发展家庭医学,实行社区卫生服务可得到较好的解决。尤其是老年人口的不断增加,老年保健必将从医院过渡到护理院,最终到家庭;这样的老年保健很难通过二、三级医院完成,而家庭医学能担当此重任。

7. 发展家庭医学是适应家庭结构与功能变化的需要

随着都市化和工业化的发展,家庭结构日趋简单,核心家庭、独身成年人家庭等明显增多,成为都市家庭的主要形式。家庭为其家庭成员提供躯体和精神方面的照顾的能力也明显减弱,与家庭有关的健康问题明显增多,如抑郁、心身疾病、药物依赖、酗酒、家庭暴力等,这些问题对医护人员的依赖性越来越强,家庭的很多功能逐渐转向社会,对社会卫生工作提出了特殊要求。家庭医生走进家庭,及时为家庭成员提供躯体和精神方面的照顾并处理有关卫生问题,真正体现了家庭医生为家庭及其成员提供完整、有效的医疗保健服务,这也一直是国内外社区医生关心的焦点。

8. 发展家庭医学是满足医学教育改革的需要

生物医学教育有两大缺点：一是背离社会现实的需要；二是生物医学教育变成了纯技术教育。另外，生物医学教育针对器官、组织、系统和疾病开展教学，以治疗技术的传授为其核心，而不是传授让病人保持健康的知识和与病人交往的技术，由此培养的医生只会低头看病，而不抬头看人（有人说，病人话还没有说完，处方就开出来了）。这种治病不治人的方式，不能满足社区居民的需要，也是导致医疗服务失人性化、职业道德滑坡、公众极端不满的根本原因。为满足医学教育改革的需要，重新设计医生的要求越来越迫切。目前，随着社会的进步和疾病谱的转变，医生的功能已完全超越了疾病的诊疗功能，医生在与病人及其家庭的交往中，还需要扮演朋友、教育者、咨询者、帮助者、代言人等角色，这就需要掌握更广泛的知识和技能；需要持有不同的观念，采用不同的思维方式和方法，才能有效地解决卫生问题。许多医学教育专家呼吁，要为现代社会培养现代化的完整的医生，只有这种医生才能理解完整的病人及其完整的需要，并为病人提供所需要的整体性的服务。这些思想极大地丰富了家庭医学的内涵，也使家庭医学成为最能体现现代医学教育思想的医学学科。

9. 家庭医学是满足现代医学科学发展需要的必然产物

现代医学主要有三个方面的重大研究成果，这些研究成果促发和形成了家庭医学。

（1）行为科学、社会科学等领域的研究成果。行为科学、社会科学的研究成果对家庭医学的产生和发展具有重要意义。因为这些研究成果首先阐明了行为、心理、社会等因素与疾患或疾病发生、发展的关系及其相互作用的机制，这使家庭医学有可能以系统理论为指导，在整体水平上来研究个人及其家庭的健康问题。行为科学和社会科学关心人们寻求医疗保健服务的过程和患病行为，这使社区家庭医生能深入了解病人的需要，有利于把医学研究的重心转向完整的人。行为科学和社会科学也使医生本身、病人和医患互动成为研究的对象，阐明了医生本身的作用、病人的主观能动性以及医患互动的质量对医疗过程和医疗质量的影响，突出了医患关系的重要性，有利于提高医疗服务的质量，为家庭医学基本原则的产生提供了理论依据。行为科学和社会科学的研究成果为更新医学观念、转变医学模式、使医学科学超越生物医学的范畴创造了条件，更为家庭医学这门综合性学科的产生与发展奠定了基础。

（2）整体医学研究的持续性成果。古代传统医学一直用整体性的方法来理解和解决人类的健康问题，中医便是典范。当时，人们追求的目标是希望能深入地了解人体结构、功能与病理，对人类的健康问题进行分门别类的研究。这种愿望在20世纪初最终得以实现，而且，一发不可收拾。20世纪中叶，人们对人体的结构、功能与病理的认识已深入到分子水平。然而，研究部分不能代替对整体的研究，当我们对人类的健康问题进行深入的分门别类的研究之后,突然发现,我们对作为完整的人的病人及其需要知之甚少,因为我们通常把一个整体的问题分解为躯体问题、精神问题、社会问题来研究,并提供相应的方法、理论和服务,却不知这些问题是如何相互联系和相互作用的,相互作用的结果是什么。难以避免只见树木,不见森林或盲人摸象或筒状视野问题的出现,无法完整地理解问题的本质,也无法把握事物的整体特性。要把握事物的本质,最终要在对事物的部分进行分析研究的基础上,对事物的整体特性进行系统、综合的研究,即要研究部分之间的相互联系、相互作用及其相互作用的结果和事物整体的目的。同样,医学应该从部分研究转向整体研究,研究完整的人及其健康问题,而这需要建立一种全新的整体医学、整体性的思维方式和整体性的研究方法,于是家庭医学应运而生。

(3)系统论、控制论和信息论等哲学新思维的引入。系统论、控制论和信息论是现代科学与哲学的最新研究成果,它们彻底改变了人们思考问题的方式,拓宽了思维的范围,为人们认识问题、解决问题提供了理想的方法。家庭医学的发展也吸取了系统论、控制论和信息论的思维方式,并与整体论有机地结合在一起,形成了独特的系统整体性思维方式,为家庭医学成为一门独特的医学学科打下了坚实的哲学基础。

七、医务人员学习家庭医学的意义

1. 医务人员学习家庭医学能更新医学观念,跟上时代发展的步伐

随着疾病谱和死亡谱的根本性转变以及社会的不断进步,人们的健康观念和生活追求发生了明显的变化,生物医学的疾病观、健康观和特异性治疗观已经无法适应现代医学发展的需要和现代社会的需求。家庭医学的整体医学观认为,疾病不是封闭系统内单一因果关系链的结果,而是开放系统中多种因素共同作用的复合物;疾病不是脱离病人的、孤立的实体,而是与病人联系在一起的、对病人产生多方面影响的事实;疾病不是一架需要修理的机器,也不是一个药物反应的容器,而是一个不可分割的有机体,是一个有特殊需要的完整的人;健康不是躯体上的无病,还包括心理、社会、行为和道德的良好状态;医学不仅仅是疾病的诊治,还要研究医患关系以及相互作用,社会、社区、家庭和医疗保健组织在维护个人健康中的作用。家庭医学的理论和方法能适应时代发展的需要,是医学适应社会发展的必然结果。

2. 医务人员学习家庭医学能真正实现医学模式的转变

虽然专科医生都学习过医学心理学、社会医学方面的知识,但其思维模式仍然是专科医学模式,实践中仍然采用以生物医学为基础的、以疾病为中心的诊疗模式,并没有在实践中真正实现医学模式的转变。医学模式的转变实质是医学观念、

临床思维模式的转变,即从一维的、以疾病为中心的诊疗模式向三维的或多维的、以病人为中心的服务模式转变。这种转变只有通过学习家庭医学才能实现。

3. 医务人员学习家庭医学能激发其对家庭医学的兴趣,有利于家庭医学事业的发展

通过学习家庭医学,可以激发医学生和医务人员对家庭医学服务、教学与研究的兴趣和热情,吸引更多的医务人员从事家庭医学的有关工作;通过学习家庭医学,可以加深医务人员对家庭医生的认识和理解,使他们能认同家庭医生的工作,并乐意同其进行密切的合作。在医学生和医务人员中普及家庭医学教育,有利于推动我国的家庭医学事业迅速向前发展,而家庭医学事业的发展与我国的卫生体制改革的成败密切相关,也关系到我国的政治稳定、经济发展和人民的生活幸福。

4. 医务人员学习家庭医学有利于改善医患关系和医德医风

家庭医学被认为是最具人性化的医学学科,强调要研究病人,理解病人,尊重病人,服务病人,满足病人的需要。家庭医学还强调医患沟通技巧和医患互动关系的重要性,强调要充分发挥病人及家庭的主观能动性以及医生本身的作用,把医生作为最好的"药物"。通过学习家庭医学,可以使医务人员建立服务病人的观念,并掌握医患沟通技巧,从而有利于理解病人、同情病人、与病人建立朋友式的医患关系,最终达到改善医患关系和医德医风的目的。

5. 学习家庭医学能提高医学生和医务人员的基本和综合素质

医务人员素质的高低不仅取决于个人修养的好坏、掌握知识的多少和技术水平的高低,还在于他们对医疗职业是否有深刻的理解、是否有健康的职业志向和高尚的职业道德,还取决于对自身职业角色在医疗保健系统中的作用是否有正确的认知和评价,是否热爱本职工作,并立志献身于医学事业。医务人员素质的高低也与其观察问题和解决问题时所站的高度以及所采用的思维方式有关。生物医学倾向于站在分子、细胞、组织、器官、系统的水平上来认识和解决人类的健康问题。因此,往往只见疾病不见病人,只治病不治人,医生盲目追求知识的高深、技术的高水平和个人的研究兴趣,以至医疗服务失人性化、职业道德滑坡、医患关系恶化、公众满意度下降。

家庭医学首先强调医疗服务对象的特殊性,要求医务人员要深刻理解"白衣天使"的含义;家庭医学要求在人的整体水平上来认识和解决人类的健康问题,强调只有了解病人才能了解病人的健康问题,只有服务病人才能解决病人的健康问题,而要服务人就必须具备高尚的职业道德和良好的个人修养;家庭医学也要求医务人员站在整个医疗保健系统的立场上来认识和解决人类的健康问题,强调整体的利益高于个人的兴趣,强调病人的利益高于个人的得失,这有利于医务人员树立高的职业志向,有利于医疗保健系统的平衡发展。因此,应该把家庭医学教育与提高

医学生和医务人员的基本素质结合起来,把提高医务人员的基本素质与医疗体制改革结合起来。

第二节　家庭医生

家庭医生是在家庭医学科学体系的指导下,在社区层面上进行家庭医疗活动,并对家庭和社区的个体提供连续性、周全性、综合性、负责性的医疗保健服务。

一、概述

家庭医生是家庭医疗的执行者,其所受的训练和经验使他能从事内、外、妇、儿等若干领域的服务;对于家庭成员,无论其性别、年龄或发生的身体、心理及社会方面的问题,都能以独特的态度和技能,提供连续性、周全性、综合性、负责性的医疗保健服务。

(一)家庭医生的性质

1. 家庭医生是一名现代的临床医生

家庭医生首先是一名临床医生,而不是防保人员、健康教育者或社会工作者。要成为一名合格的家庭医生,首先要做一名成功的医生。对于医生来说,诊疗能力是"硬功夫",不能诊断疾病和治疗疾病,家庭医生就难以在社区中立足。

2. 家庭医生是一名具有高综合素质的医生

高技术水平的医生不一定就是高素质的医生,而高素质的医生应该是技术水平较高的医生。生物医学专科化服务的技术水平越来越高,居民的满意度却不断下降,因为那些高技术水平的专科医生越来越缺乏感情,以致几乎可以与一台冷冰冰的、高精尖的诊疗仪器相提并论。病人是有感情的人,不仅需要机械化的诊疗服务,更需要关心、同情和尊重。因此,高素质的含义不仅仅是指医生在技术上的高水平,也包括一个医生在服务艺术上的高水平。一名高素质的医生应具备的条件:①高尚的职业道德,了解医生这一职业的神圣含义;②有耐心、同情心和责任心,擅于与病人进行感情交流,擅于满足病人的需要;③掌握现代医学的先进知识和技术,具有相对较高的技术水平;④视野开阔,了解整个医疗保健系统的发展规律,了解社会需求的变化,有历史使命感和高涨的工作热情;⑤立志献身于医学事业,并掌握自我与事业发展的技能;⑥了解自己的职业及其在整个医疗保健系统中的作用,热爱本职工作,有明确的努力方向。

3. 家庭医生是一种独特的专科医生

他有自己独特的服务对象和范围,采用独特的医学观和方法论,运用独特的理论和原则,在医疗保健系统中发挥着其他任何专科医生无法取代的作用。家庭医生是提供基层医疗(一级医疗)或初级卫生保健服务以及社区卫生服务的专科医生,他们以社区全体居民为服务对象,着重于综合性地解决社区常见健康问题,满足病人的需要,改善社区居民的生活质量。可以认为,家庭医生是广度上的专科医生,其他专科医生是深度上的专科医生。

4. 家庭医生是功能完整的医生

我们都生活在推崇优秀的社会中,然而,这种优秀往往是指一种单一的能力发展到了极限(如运动、经商、职业活动等)。遗憾的是,极少会有人去关心个人为追求这种优秀而在个性发展方面所付出的代价,某一方面极端优秀的人常常无法在个性和生活方面保持平衡发展,也难以维持其完整性。把社会成员束缚于单一类型的优秀之中,也会对整个系统甚至整个社会产生许多不良的影响。专科医生追求的就是这种越来越狭隘的优秀,他们把自己的努力方向集中在一个器官、一个系统、一种疾病或一门技术上,在追求单方面优秀的同时,也使自己成为一个功能不全的人,残缺的不仅仅是他们的功能,也包括他们的思维方式和思想,这对他们自己来说是有害的,因为这使他们无法用全面的、系统的、联系的、运动的观点来认识问题和解决问题,因而在自己所提供的服务中埋下许多不安全因素和危机。这对病人来说也是有害的,因为病人的整体性和需要已被严重割裂,病人已经不被看成是一个完整的人,也无法得到安全有效的整体性服务。追求单一类型的优秀对整个系统来说也是有害的,降低了整个系统的效率和效益,使整个系统的发展失去了平衡。对社会的有害性集中体现在卫生经费投入不断增加而使用效益却在下降,技术水平提高的同时引起医疗费用迅猛上涨和公众极端不满,甚至已影响社会的稳定和经济的发展。任何一个系统、一个社会的发展都需要有专家和多面手的密切配合,家庭医生放弃了发展单方面优秀的机会,成为功能完整的多面手,从而保持了整个系统的平衡和完整。

家庭医生必须是一个完整的人,他的头脑里装的是整体医学观、系统整体性的思维和家庭医学的基本原则;有一双灵敏的耳朵,能做一个耐心的倾听者;有一双明亮的眼睛,是一个明白的观察者;有一张能言善辩的嘴,是一个敏捷的交谈者;有一个嗅觉敏锐的鼻子,是一个不屈不挠的发现者和终身学习者;"脊柱"代表家庭医生的诊疗能力,没有坚强的脊柱,就无法挺直身躯,没有足够的诊疗能力,家庭医生就无法作为一个合格的医生在社区中立足;用其强有力的右手抓预防,体现以预防为主,以其左手去抓保健和康复,从而实现预防、诊疗、保健和康复一体化;右腿伸向社区,左腿伸向家庭,从而走出诊所,主动服务于家庭和社区;两只脚代表家庭医生的社区或社会工作能力,没有勤快的两只脚,就无法走进家庭和社区,没有较强的社交能力,无法与个体及其家庭成为朋友,就无法得到家庭与社区的认同和支持,更不可能利用家庭资源和社区资源以及社会资源。由于家庭医生本身是一个完整的人,所以,他们能把病人也看成是一个完整的人,能提供病人需要的整体性服务。

(二) 家庭医生的知识结构

1. 以疾病为中心的学科知识

这是家庭医生作为一名医生应掌握的最基本的知识,包括两大部分:①基础医学学科的知识:如人体发生学(生物学与进化论、遗传学和胚胎学)、人体结构与功能学(解剖学、组织学、生理学、生物化学和免疫学)、医学病原学(微生物与寄生虫学)、人体病理学(病理解剖与病理生理)、诊断学与治疗学(药理学等)。有能力将以上知识进行横向整合,形成关于疾病、人体的完整印象。②临床医学学科的知识和技术:包括内、外、妇、儿等各临床医学学科,以掌握各科的基本理论、基本方法、常见病的诊疗、急症的识别与院前处理为重点,也包括中医学与护理学的知识和技能。

2. 以病人为中心的学科知识

如心理学、社会学、伦理学、人际交往、医学心理学、社会医学、医学伦理学等,不是按学科体系学习完整的学科理论,而是打破学科界限,整合理解病人、服务病人所需要的知识。

3. 以家庭为单位的学科知识

如家庭心理学、家庭社会学、家庭伦理学、家庭治疗学等。学习理解家庭、服务家庭所需要的知识和技术。

4. 以人群为对象的学科知识

如社会医学、社区医学、卫生统计学、流行病学、卫生管理学、卫生经济学、公共卫生学或预防医学、卫生法学等。以上学科的知识和技术可以根据研究和解决社区人群健康问题的需要整合成社区医学,以方便教学和学习。

(三) 家庭医生应具备的能力

1. 人际沟通能力

与病人及其家庭成为朋友,是家庭医生在社区中立足的重要基础。家庭医生在社区中拥有的卫生资源是十分有限的,必须协调多种关系,充分利用家庭资源、社区资源、社会资源和专科医院的资源,才能提供病人及其家庭需要的协调性、综合性、连续性的医疗保健服务,才能有效地解决在社区遇到的医疗卫生问题。基于以上原因,家庭医生只有掌握熟练的人际交往技能,才能适应社区的工作环境和条件,才能在社区中寻求发展。

2. 问诊与体检技术能力

在诊断或评价问题方面,家庭医生没有可以利用的高级仪器、设备,也没有高级专家的指导和会诊,对家庭医生来说,最好的检查工具是眼、耳、鼻、舌、手,最好的诊断策略是利用时间,收集临床资料的最有效手段就是问诊和体检,诊断或评价问题的主要依据是对病人及其家庭的充分了解、详细的病史和体征、试验性治疗的结果和追踪观察得到的资料。

3. 掌握基本的实验室检查或测验技术

包括三大常规、肝功能、心电图、X 线、眼底镜、喉镜、B 超检查,心理测验等,能熟练地判读各种检查报告。

4. 解决社区常见健康问题的能力

能在了解完整背景的基础上,熟练地判断个人的问题是否为健康问题,是否为急症,是躯体源性的问题,还是心理社会源性的问题。能及时地识别急症,并能做适当的处理或准确地把握转诊时机。能综合性地处理内、外、妇、儿等各临床专科的常见病,掌握基本的临床操作技能,如胸穿、腹穿、腰穿、骨穿、导尿、灌肠、肌内注射、静脉注射等。能提供整体性服务,能在临床实践中整合各临床专科的知识和技术、健康教育、心理咨询与治疗、预防、保健、药物治疗、康复、中医中药、护理等内容。

5. 服务病人的能力

能和病人建立朋友式的医患关系,能评价病人的需要和期望,通过评价病人的需要和期望,尽可能准确判断:疾患真正的原因是什么？真正的病人是哪一个？疾病的预后怎样？需要哪些卫生资源和社会(社区)资源？进一步对病人进行健康教育和帮助病人纠正不良行为。

6. 服务家庭的能力

能熟练地评价家庭的结构、功能、家庭生活周期和家庭资源状况;对家庭问题保持敏感,擅于鉴别有问题的家庭及其患病成员,准确地评价家庭功能障碍与个别患病成员之间的互动关系,并充分利用家庭资源为病人提供以家庭为单位的服务;擅于预测和鉴定家庭生活周期的每个阶段常见的心理、社会问题以及生活周期的转折可能带来的家庭生活问题,必要时为个人及其家庭提供预防咨询和指导;能熟练地运用家庭动力学理论和家庭系统理论分析和评价家庭问题的产生与发展过程,并能灵活利用各种资源和综合性的方法,组织和实施家庭治疗,帮助家庭解决存在的问题,顺利渡过危机阶段;同时,帮助个别患病成员获得康复;擅于帮助有临终病人的家庭处理医疗、情感、家庭生活等方面的问题。

7. 服务社区的能力

能树立社会大卫生观念,能顺利地协调和利用社区内外的医疗和非医疗资源,能组织必要的社区调查和社区筛查,能利用卫生统计学、流行病学的方法进行社区诊断,并制定和实施社区卫生计划。能对流行病、传染病、职业病、地方病和慢性病实施有效的监测和控制。能胜任初级卫生保健项目的组织与实施工作,能提供学校卫生服务。

8. 经营与管理能力

有能力分析市场需要,推销自己的服务,有能力参与市场竞争,擅于经营与管理,提高服务的经济效益与社会效益,适应我国的经济体制改革和卫生体制改革。有能力进行目标管理、质量管理、人事管理、财务管理和药品管理。熟悉有关的卫生法规,能正确处理医疗纠纷。

9. 建立、使用和管理健康档案的能力

能准确填写居民健康档案,并利用健康档案为个人及其家庭提供更全面的服务。能对档案资料进行分类、整理、存放、统计、分析;能通过分析健康档案的资料,了解社区居民的健康状况和卫生服务需求,并利用健康档案进行社区科研工作。

10. 有学习和自我发展的能力

(四) 家庭医生的作用

(1) 是与病人首次接触的医生。

(2) 是以家庭、社区为主要工作领域的医生。

(3) 是为病人提供连续性、周全性、综合性和个体化保健的医生。

(4) 是病人和家庭需要的保健协调者。

(5) 是高质量初级卫生保健的提供者。

(6) 是家庭医学教育和家庭医疗实践的研究者和管理者。

(五) 家庭医生的角色

(1) 在医疗保健服务方面是治疗者、协调者、管理者、咨询者、教育者、辩护者、朋友和政治家。

(2) 在自我成长方面是研究者、学习者和奉献者。

(六) 家庭医生职责

(1) 个人、家庭、社区健康档案的建立和使用。

(2) 各种常见疾病的急症处理。

(3) 流行病、传染病、地方病及职业病的监测与处理。

(4) 健康教育和卫生咨询。

(5) 妇女卫生保健(包括计划生育)、儿童卫生保健(包括计划免疫)和老年保健。

(6) 家庭病床服务,负责老年病、慢性病的治疗和康复。

(7) 精神卫生服务,包括临床心理问题的咨询、处理、社区精神病防治。

(8) 临终关怀与死亡诊断、登记。

（9）协调病人及家庭所需的卫生保健服务,包括会诊,转诊,与社区组织、团体及当地领导的会晤,以求在社会、经济、医疗及义工等方面给予患者及家庭一定的支持。

（10）周期性健康检查。

（11）家庭医疗的管理,包括人事、财务、医疗质量等方面。

二、家庭医生的运作

（一）个体方面

1. 个体保健

家庭医生看重的是完整的人,而不是单纯某一局部的病,致力于服务的是人的整体;所以首先要把病人看成一个人,而不是一部需要维修的机器,或是一个药物反应的容器。医患之间存在着同等的权利,病人有权了解自身的问题并得到关于心身疾病的合理解释,家庭医生在医疗实践中同情病人、理解病人、尊重病人、信任病人,对病人的感情产生共鸣,才能得到病人的赞赏。同时,病人不仅是一个有机体,还是一个家庭、社区的成员;不仅有生理活动,还有心理活动。因此,在医疗实践中,不应孤立地看待各器官系统的疾病,应提供整体性医疗保健;病人不仅有治疗躯体疾病的需求,还有解决心理、社会方面问题的需求。所以家庭医生在医疗实践过程中应考虑到病人的心理、社会、文化、经济、宗教、环境以及职业等多种因素对其疾病和健康方面的影响。

2. 努力掌握疾病产生的背景

要想正确地认识事物,必须着眼于事物的内在因素和外在环境,了解事物变化的过程和背景,在家庭医疗实践中,若不从病人本人、家庭和社会背景入手,疾病就不可能被充分认识。在见到病人时,家庭医生把注意力仅放在所见的症状上而忽视了病人的许多背景资料,致使病历是疾病的某一片段,而不是一幅完整的"图画"。

3. 家庭医生把与病人的每次接触都视为进行预防疾病和健康教育的机会

家庭医生立足于社区、家庭,担负的是以预防为主的健康促进。因此,以预防疾病为主的健康教育就显得相当重要,向社区群众宣传、解释、咨询有益的健康行为是家庭医生义不容辞的责任。

4. 家庭医生以高危人群作为重点服务对象

一般临床医生仅考虑病人而不关心一般人群,家庭医生则要两者兼顾,在维护所负责的居民健康的同时,要着重考虑高危人群的诊视工作,避免病情的发展。

5. 连续性保健

当家庭医生接受个人及其家庭为医疗保健对象时,就开始担负起连续性保健的责任,这种责任不因单一疾病的治愈或转诊而终止,不受时间和空间的限制。连续性医疗保健是家庭医学的一个重要环节,它代表着一种长时间的责任和固定来源的医疗保健,与疾病是否发生无关。

(二) 家庭方面

病人是家庭的成员,家庭可以通过遗传、环境、情感反应等途径影响个人的健康和疾病的发生、发展及预后。个人的疾病或其他问题也可直接或间接地影响家庭其他成员的健康,甚至影响到家庭功能。家庭是家庭医生解决个人健康问题的重要场所和有效资源的来源,家庭医学实践和研究表明:只有以家庭为保健单位,才能为个人提供完整的医疗保健。

1. 了解病人的家庭可找出真正的卫生问题原因

主要内容包括:

(1) 了解病人的家族史,可为遗传性疾病的诊断提供重要线索。如高血压、血友病、某些肿瘤性疾病,某些精神性疾患等都与遗传有相当的关系。

(2) 病人不健康的行为可能是由家庭行为或家人之间的关系引起。

(3) 传染病的传播可在家庭成员之间引起互感。

(4) 病人的某些恐病精神心理症状可能因家庭成员的患病而引起。

(5) 病人的健康问题可因家庭危机造成等。

2. 家庭可以增加病人对医嘱的顺从性

家庭不仅可以给予病人经济上、心理上的支持,而且可以主动参与病人的治疗和康复过程,督促病人遵从医嘱。尤其是在慢性病人的保健方面,家庭的作用是很关键的。如脑卒中、脑萎缩性痴呆、糖尿病的饮食控制等,都和家庭功能的优劣有很大关系。

3. 病人的躯体症状、病史等常靠家人提供

如婴、幼儿的疾病常由家人首先发现,在就诊时向医生提供有关信息,甚至诊前患儿父母已经做过简单处理。

4. 以家庭为单位的保健可以扩大医生的服务范围

(三) 社区方面

1. 掌握社区的基线资料

(1) 掌握社区的人口学,包括出生、死亡、自然增长。

(2) 掌握社区的人口经济学,包括老龄化人口比重、抚养比等。

(3) 掌握社区的人口计划生育。

(4) 掌握社区的人口患病和死亡情况。

(5) 掌握社区人口的健康情况。

2. 根据基线资料制定社区卫生问题干预计划

例如,对高血压的干预治疗就是目前社区卫生服务的重要工作。

3. 对社区卫生问题干预效果进行评价

总的评价是进行社区卫生服务综合评价指标的验证,单项评价是利用生命质量指标进行评价。

三、家庭医生培养

(一) 国外家庭医生培养

国外一般都通过毕业后教育即家庭医学住院医师训练项目来培养家庭医生,为期 3～4 年,如果去偏远地区或农村地区开业,还需多学 1 年,最后通过由家庭医疗专科委员会组织的考试,才能获得专科医生证书。而且,这种证书的有效期一般只有 6 年,在此期间,必须接受继续医学教育,修满要求的学分,并通过必要的考核,其资格才能得到重新认定。

1. 加拿大的家庭医师

为了适应形势发展的需要,加拿大通科医师学会于 1976 年联邦成立百年纪念日正式改称为加拿大家庭医师学会。所有在加拿大开业的家庭医师都有资格成为 CFPC 的会员,有一半具有专科医师资格。CFPC 主要负责一年一度的专科医师资格认定,发行杂志和刊物,提供继续医学教育课程和少数住院医师训练课程,每隔 3 年做一次全面的评价,以保证训练项目的质量。加拿大的医师如果接受过完整的家庭医学住院医师训练(住院医师资格)或从事 5 年有关家庭医学的毕业后训练(如实习医师训练,实际从事资格),皆有资格申请参加专科医师评审。

2. 英国的全科医师

英国的全科医师有专门的培养渠道,医学生在医学院毕业后还需要接受为期 3 年的毕业后训练,前两年在医院内专科轮转,第 3 年与全科医师一起工作,通过社区服务得到职业训练。医学院毕业的学生有 40％成为全科医师,全科医师占所有医师的 50％以上。在社区工作的全科医师也可通过考试获得皇家全科医师学院士的学位资格。

3. 澳大利亚的全科医师

澳大利亚的 10 所医学院均声明,它们的目标是培养"不分化的医生",使其具备基本的知识、技能和态度,为其日后的专科训练奠定基础。因此,所有的毕业后专科训练均由专科医学院负责,与大学无关。皇家澳大利亚全科医师学院创办于 1958 年,除按月发行期刊、提供继续医学教育、举办会员考试外,主要任务是提供家庭医学训练项目,全科医师主要是通过这一项目的实施来培养的。这个项目是毕业后的在职训练,受训者训练期间的工资由所在的医院支付,随后由家庭医师训练项目给予一定的补偿。全科医师学院的专职人员仅 24 名,通过约 100 名分散于各地的区域协调员,每周工作一天半来进行检查、监督和管理。另外聘请几百名经验丰富的全科医师作为训练的实际指导者,给予一定的教学津贴,这些指导者分布在全国近 700 个经认定的训练中心,还有 150 多家医院参与训练项目。全科医师学院还负责为各训练区提供教学材料、教材、教师和咨询服务。每年用于这个项目的基金超过 500 万澳元。训练计划包括两年的医院训练和两年的家庭医疗及其他相关训练。

其他国家及地区家庭医生的培养方法以及与专科医生和通科医生的比较,见表 1-6、表 1-7。

表 1-6 其他国家及地区家庭医生的培养方法(年)

国家及地区	英国	澳大利亚	新西兰	美国	加拿大	香港
中小学	13	12	12	13	12	13
普通大学	—	3	—	2~4	2~4	—
医学院	5	4	6	4	4	5
医院实习	1	1	1			1
住院医生(全科)	1	1	1			2
家庭医生	—	—	—	3	2	
基本	1	1	1			1
高级		1			+1	2
选修	+2	+1	+1		—	—

表 1-7 国外专科医生、家庭医生(家庭医生)和通科医生的比较

阶段	专科医生	家庭医生(家庭医生)	通科医生
学士	4 年综合性大学	4 年综合性大学	4 年综合性大学
医学博士	4 年医学院	4 年医学院	4 年医学院
毕业后教育	3~7 年专科训练	3~4 年家庭医学专科训练	1 年实习医生训练
证书	专科证书	家庭医生证书	个人开业证书
地位	高	高	低

(二)国内家庭医生培养

1. 培养模式

(1) 总体原则:模式多维化,思路超前化。

(2) 主要模式:①管理培养模式:主要培养对象是家庭医学管理者,包括医院院长、社区卫生服务中心和站点的管理人员;目的是掌握家庭医学的基本概念和基本知识,明确家庭医学的意义,掌握家庭医疗服务的特点,从而为其决策家庭医学服务提供理论上的支持。②转岗培训模式:对目前在岗的从事社区卫生服务的医务人员实行"缺什么、补什么"的转岗培训原则,也叫"拾遗补缺班"。③在职培养模式:主要培养对象是具有中专学历较年轻的在职医生;经过成人高考后入学,通过3年正规家庭医学学习,并结合临床实习和社区调查研究实践教学,使其达到家庭医生的要求,并授予一定学历。④家庭医学生培养模式:培养对象是参加高考的应届高中毕业生,参加高考后入学,经过5年(本科)的家庭医学正规学习,并结合临床实习和社区调查研究实践教学,使其初步达到家庭医生的要求;这是目前高等医学院校适应社会发展需要培养道路。⑤高层次培养模式:主要培养对象是具有本科以上学历的在职医生。由于这些学员都已接受过医学院校的正规培养,故家庭医学的培养目的是按家庭医学的要求,进行48个月系统的学习和实践家庭医学知识,并结合临床实习和社区调查研究实践教学,使其达到具有中国特色的家庭医生标准。

2. 理论指导思路

(1) 总体原则:基本理论连贯性,基本知识层次性。

(2) 教学内容:①生物医学基础:主要课程包括人体发生学、人体结构和机能学、医学病原学和病理生理学等,约占总课时的20%。要求学生掌握人类生命过程、形态结构、生理功能及生命活动的基本规律;掌握疾病的概念以及疾病发生、发展及其变化规律。②临床医学:主要包括诊断学、药物治疗学、临床常见病症处理、急救学、中医学和老年病学等,约占总学时数的50%。要求学生掌握常见病症的临床表现、诊断、鉴别诊断和确定治疗方案;能应用中西医结合的方法进行疾病的预防、治疗、康复和保健;掌握急重症的处理技术和常用的护理技术。③行为医学:主要开设流行病学、社区医学、家庭医学概论、社区技能学、医学心理学、卫生学和卫生管理学等,约占总学时数的30%。要求学生掌握社区工作的基本知识,正确处理好医疗保健活动中的各种人际关系、社会与医学、家庭与医学的关系;掌握社区病因的调查方法、社区病因诊断、社区病因预防及社区病因治疗;要求学生掌握有关卫生管理知识,并应用这些知识解决社区中医疗保健的实际问题。

3. 技能培养思路

(1) 原则:临床技能通科化,社区技能社会化。

(2) 主要内容:根据"平时见习进社区,终末实习进城市"的思路,首先要在院校所在地建立稳定的见习基地。基地单位应包括医疗机构、预防机构、科研机构、城市社区等,实践内容应包括家庭病床、远程会诊、社区服务、医院内感染、社区调研、卫生防病和妇幼保健等基本知识;第二是建立终末城市实习基地。在实习内容方面,要创新实习内容,包括社区医疗实习(以家庭病床为主)、社区保健实习(自我保健、家庭保健)、社区健康促进、社区预防实习和社区信息管理实习。

第三节　家庭医疗

一、家庭医疗的定义

家庭医疗是指主要由家庭医生所从事的医学实践活动。它是在通科医疗的基础上,通过整合生物医学、行为科学和社会科学的最新研究成果而发展起来的一种新型的基层医疗模式。它不以人的性别、年龄或器官、系统的疾病类型以及所应用技术、方法的特征来分科,整合了内、外、妇、儿等各临床专科的基本服务,是一种以人为中心、家庭为单位、社区为范围的连续性、综合性、协调性、整体性、个体化、人性化和防治保康教一体化的医疗保健服务,能满足病人及其家庭的完整需要,是医疗保健系统的基础和"门户"。

二、家庭医疗的基本特征

要比较完整地理解家庭医疗中的"全"字,至少应包括以下 5 个方面,即 5 个"全":①主动服务社区中的全体居民;②整合内、外、妇、儿等各临床全科的基本服务;③兼顾生物、心理、社会等全方面;④兼顾个人、家庭和社区的全方位;⑤防治保康教全体化。

1. 一级医疗服务

家庭医疗属于一级医疗的范畴,是公众首先接触和最常接触的第一线的医疗服务,与公众的关系最密切,对公众的生活和健康影响最大;是医疗保健系统的基础,也是公众进入医疗保健系统的门户。当家庭医生进入社区,第一次与病人及其家庭接触时,就主动担负起把病人及其家庭引进方便、有效的医疗保健系统的责任。

2. 主动为社区中的全体居民提供服务

家庭医生从进入社区开始,就把自己的服务目标对准提高社区全体居民的健康水平,提高社区全体居民的生活质量。家庭医生不仅关心就诊的病人,也关心未就诊的病人和健康的人;不仅关心个人,也关心家庭和社区,充分考虑个人与家庭、社区的互动关系,通过主动服务家庭和社区,维护家庭和社区的健康,从而更有效地维护和促进个人的健康。所谓主动服务,就不可能在诊所里坐等病人,而是主动走进家庭和社区,了解社区全体居民的生活背景、需求和需要、找出潜在问题和问题的发生、发展规律,预测和预防问题的发生,主动解决居民尚未意识到的问题。

3. 以门诊为主体的服务

家庭医疗立足于社区和家庭,以提供门诊服务为主,一般不涉及医院病房内的服务。这种门诊服务不分时间、场合和地点,特色是方便、及时、就近。

4. 以病人为中心的整体性服务

强调病人是一个完整的人,是一个不可分割的有机整体,注重各器官系统之间、躯体与精神之间、机体与环境之间的有机联系,整合内、外、妇、儿等各临床专科以及行为科学与社会科学的知识和技术,超越了临床专科之间的界限,不以性别、年龄、疾病类型等来分科,对病人的健康问题全面负责,覆盖病人的所有需求。

5. 连续性的服务

连续性不是指一个医生一直负责为某个病人治疗某种疾病,而是指家庭医生与病人之间的朋友式的医患关系是连续的,对维护和促进个人及其家庭健康的责任是连续的。这种连续性的责任和关系不因单一疾病的治愈或转诊而终止,不受时间和空间的限制,而且与是否患病无关。家庭医生与病人及其家庭的关系是开放式的,不受问题类型的限制,从个人的出生到死亡,从家庭的建立到解体,从疾病的发生、发展到治愈、康复。连续性还体现在健康档案的连续性、服务内容的连续性、服务时间的连续性、服务对象的固定性和服务合同的长久性等方面。

6. 综合性的服务

所谓综合性是指,就服务对象而言,不分性别、年龄,不管疾病属于什么类型或属于哪个专科;就服务内容而言,包括疾病的治疗、预防和健康促进;就服务层面而言,包括生物、心理和社会方面;就服务范围而言,包括个人、家庭和社区。

7. 协调性的服务

家庭医生是健康问题的筛选者,他们在社区中解决了大部分健康问题,只把极少的疑难问题转诊给专科医生去解决,因此家庭医生是医疗保健系统的协调者。仅凭家庭医生个人的力量是不够的,他们应该利用社区内外一切可以利用的资源,以便充分满足个人及其家庭的需要,家庭医生是各种资源的组织者和协调者。家庭医生是病人及其家庭需要的所有医疗保健服务的协调者,通过协调各种人员,组织有效的卫生服务团队,发扬团队合作的精神,提供病人及其家庭需要的所有服务。要提供协调性的服务,必须具备良好的组织、管理与交际能力。

8. 个性化的(personalized)服务

疾病是人的疾病,而不是器官系统的疾病。服务是为人提供的服务,而不是为器官系统提供的服务;世界上不会有两个完全相同的人,每个人都有自己独特的生活背景、个性和需要。因此,同一症状、疾病或问题在不同的人身上有不同的意义和反应,需要不同的服务和支持。只有充分了解,才能理解病人的问题,才能提供病人所需要的服务;而且,理解病人比理解疾病更重要,家庭医生与个人及其家庭建立了朋友式的医患关系后,通过提供连续性的服务,可以充分了解病人的完整背景,在此基础上,提供个体化的服务。

9. 人性化的服务

家庭医疗服务是技术服务与艺术服务的有机结合,是以病人为中心的服务。家庭医生掌握了感情交流技巧,关心病人、同情病人、尊重病人,能在感情上与病人共鸣,并把医生本身看成最好的"药物",把朋友式的医患关系看成医患之间心灵沟通的纽带,与病人平等相处,携手努力,战胜疾病。家庭医生注重人胜于病,注重伦理胜于病理,注重医患关系胜于个人的兴趣,注重满足病人的需要胜于疾病的诊疗,注重生命的质量胜于数量,以维护病人的最佳利益为准则。

10. 防治保康教一体化的服务

家庭医生一个人同时提供预防、治疗、保健、康复、健康教育服务,对病人需要的所有服务和过程全程全面负责,对居民来说,是一种方便、及时、周到、亲切、便宜、有效的基本医疗保健服务。

第二章 社区健康档案管理以及应用

健康档案(health record)是开展社区卫生服务最重要的内容和环节。开展社区卫生服务,首先要建立健康档案;发展社区卫生服务,要动态管理健康档案。

第一节 概 述

一、建立健康档案和进行有效管理的意义

社区卫生服务是集预防、医疗、保健、康复、健康教育和计划生育技术指导"六位一体"的、功能合理、连续方便、综合性的卫生服务网络。这个服务网络特色在于连续性方便性和综合性,而建立个人和家庭健康档案是保障连续、方便、综合性服务的前提和基础。

1. 建立个人和家庭健康档案是社区卫生服务的依据

个人和家庭健康档案及时反映个人和家庭的健康问题,提供需要服务的内容和项目,是社区卫生服务的首要工作,也是社区医生的主要工具。比如,当一名高血压患者被调查,并且被录入个人健康档案,进行电脑化管理时,即进入社区卫生服务信息管理系统,纳入社区医生的视野,社区医生将对该患者进行监护。

2. 建立个人和家庭健康档案是对社区居民进行动态管理的最好工具

社区卫生服务的最优化工程即是连续进行健康动态管理,而提供这种功能就要通过健康档案和电脑化管理。每年一次或是二次的健康检查将以数据的形式录入计算机,计算机通过比较管理,随时可以对个人健康情况的前后进行对比,以提供社区医生进行监护和服务的用途。例如,一名高血压患者,经过一段时间治疗后,可以通过观察血压及有关健康指标的升降情况,提示愈后服务的方向和内容。

3. 个人和家庭健康档案是医学研究的基础

经过计算机管理的个人和家庭健康档案,不仅能动态管理和观察个人健康指标,也是医学科研的重要资料。设想对一个实验组的高血压人群进行动态监测,然后和对照组进行比较分析,一定会有有价值的发现。动态的观察加上统计学的功能,会使健康档案起到重大的科研作用。

4. 个人和家庭健康档案的电脑化管理有助于推动远程医疗

随着全球信息化社会的逼近,越来越多的人将健康信息服务引入卫生事业这个庞大且运行复杂的系统中,而互联网的迅速推广为信息的全球化提供了物质保

障。个人和家庭健康档案的电脑管理全球化已为远程医疗和健康教育提供了方便，并预示了广阔的前景。

二、以前我国社区卫生服务健康档案管理的不足之处

1. 死档管理

当前国内多数软件均为一次性输入后，即形成死档管理，如果再一次进行社区调查，还要重新建一次文件和档案，再输入一次数据。这不仅不能进行信息的平台管理，而且每输入一次即死档一次，不能形成动态管理和分析，使很多信息不能有效地应用。笔者在很多地方看了很多软件，基本上都是一次性输入后不能再一次输入，一旦要再次输入，要么会覆盖第一期输入的数据，要么需再建立另一个文件。

2. 非人性化管理

计算机资料的人性化管理是今后发展的一大趋势，它能使人机界面清楚，人机感情融洽，人机对话方便。而现在社区健康档案的管理软件基本无人性化管理，画面生硬，输入枯燥，无语音提示，初学者难掌握，高级管理人员不易接纳。

3. 非科技化管理

计算机科技化管理即是有效地将统计软件嵌入健康档案软件，在界面上经过鼠标点击进入统计系统，应用非常便捷。但目前的健康档案管理软件仅有基本的频数计数和作图功能，缺乏深层次的统计分析，从而造成信息不能有效利用，即使能利用，也要通过向统计软件的转化才能进行资料的系统化管理。

三、社区卫生服务健康档案管理可持续发展的设想

（一）社区卫生服务健康档案管理原则

信息管理系统应采用以家庭为单位，个人生命历程为线索的信息组织方式，连续、动态、科学、人性化地处理在社区卫生服务过程中采集的各种信息；内容涵盖着居民健康档案、家庭信息库、妇女保健、儿童保健、计划免疫、家庭病床管理、远程方案健康教育、社区点服务管理、慢性病管理、传染病及性病管理等；功能方面要集成多媒体语音提示系统，动态数据交换技术；集中嵌入 SPSS、EPI 和 SAS 统计软件，并将广域网络的远程数据通信系统引入信息管理系统。

（二）具体运作方法

1. 规范健康档案调查表格

包括两方面的内容：

（1）采用通用的表格。表格应包括五大部分，一般情况（包括姓名、性别等）、一般流行病学情况（行为和既往史）、临床情况（包括症状和体征）、实验室检查情况

以及家庭情况等。

（2）采用世界全科医学协会推荐的疾病及健康状况汇录的方式（SOAP）进行疾病和健康问题的动态记录和管理，系统将提供从"一般情况"、"健康状况"和"住院记录"三个方面定位居民的信息，把定位的结果用于远程个案健康教育以及医学统计。

2. 采用人性化的人机对话方式

（1）要使每个系统每一个操作步骤都有语音系统，该系统能识别不同的操作进程，提供实时的语音帮助，即使是在没有系统说明书和他人指导情况下，用户也能轻松自如地使用本系统。

（2）要在儿保和妇保中应用动态视频技术，动态的图像相对于静态的相片更能反映儿童的行为和思维发育情况，及时发现异常儿童，动态的妇女围产期保健图像将使优生优育工作更能深入人心。

3. 采用动态的输入系统

思路是：同一平台连续显示同一个体不同时期的健康资料，并能对不同时期的健康资料进行比较分析。这种动态分析系统，不仅对同一个体不同时期的健康资料一目了然，有效地对社区居民进行健康监督，更重要的是能进行前后比较，发现和制定干预措施，实施和评价干预措施。

4. 引入网络原理，进行远程医疗和健康教育工作

思路是：计算机通过健康档案等资料对社区居民的信息进行分类，然后通过合用电话网将包涵特定健康教育信息的语音资料发送给特定的社区居民，提高社区居民对健康、疾病及行为危险因素的认知率。这种远程医疗和健康教育的工作方式，不仅具有互动作用，更有节省费用、方便简单，以及针对性强等优点，是今后健康促进的发展方向。

5. 在信息管理系统内，嵌入 SPSS、EPI、SAS 等统计软件

（1）嵌入统计分析软件，可使信息管理内涵延伸，资料综合利用，社区卫生服务工作良性发展，使信息管理更具科学性。

（2）嵌入统计分析软件，使资料分析简单化、简明化，可利用性强，可操作性强。

第二节　个人健康档案管理

一、个人健康档案概念

个人健康档案可简单定义为：记录有关居民个体健康资料的系统化文件，包括病历记录、健康检查记录、保健卡片以及个人和家庭一般情况记录档案等。其完整

的个人健康档案在社区卫生服务中占有极为重要的地位。

1. 个人健康档案是全科医生全面掌握社区居民健康状况的工具

全科医生在实施社区卫生服务中,要向社区居民提供连续性、综合性、协调性和高质量的医疗保健服务,要正确理解和鉴定居民或病人所提出的问题,就必须充分了解其本人和家庭的背景资料,而只有通过建立完整的个人健康档案才能做到这一点。

2. 个人健康档案是对社区居民以问题为中心的健康记录

居民健康的背景资料反映了居民心理、社会方面的问题,具有连续性和逻辑性,可运用于医学教育,有利于培养医学生的临床思维能力和治疗病人的能力。

3. 规范化的个人健康档案是宝贵的科研资料

4. 完整的个人健康档案还是司法工作的重要参考资料

二、我国个人健康档案的现状

目前,我国的个人健康档案大体包括住院病历、门诊病历、保健卡片等几个彼此孤立的部分。

1. 住院病历和门诊病历

主要包括:

(1) 住院病历:有①病史:包括主诉、现病史、既往史、系统回顾、个人史、婚姻史、月经及生育史、家族史;②体检资料:有头颈、躯干、四肢的检查以及其他必要的物理学检查资料;③实验室检查以及其他资料;④初步诊断;⑤医师签名。

(2) 门诊病历:有主诉、现病史、体检和化验结果、初步诊断、处理计划等。住院病历由医院保存,而门诊病历一般由病人自行保存,两部分资料彼此分离。

2. 保健卡片

包括:①妇女保健卡片;②婴幼儿保健卡片:有预防接种卡、生长发育卡等;③健康检查资料。保健卡片一般由医院保健部门或门诊部门有关科室保存。

三、个人健康档案管理的原则

社区卫生服务中健康档案的内容应取决于建立健康档案的目的,满足医疗保健等方面的需要;体现卫生服务的原则和特点。这就要求健康档案在形式上统一、简明、实用;在内容上具备完整性、逻辑性、准确性、严肃性和规范化。

1. 完整性

即内容应能反映:①病情、患病背景和潜在的健康危险因素,为诊治疾病和促进健康提供依据;②病情的发生、发展过程,以利教学;③生物、心理、社会三个层次。

2. 逻辑性

是指内容的取舍、安排应考虑是否符合逻辑,是否便于归纳、推理。逻辑性强的健康档案便于对病情做出正确的判断,进而制定未来的计划,有利于培养医生的临床思维能力。

3. 准确性

是一切资料可利用的前提,不具备准确性的健康档案就没有说服力,亦不可能达到建立健康档案的目的。

4. 严肃性

是指记录健康档案必须有严肃认真的态度,只有保证严肃性,方可保证符合以上几个方面的要求;同时,审视健康档案也可洞悉医生或其他医务人员的工作态度及品质。

5. 规范化

是交流、传递、评价健康档案的必要条件,从而有利于有关的评估。

四、个人健康档案主要内容

个人健康档案,包括以问题为中心的个人健康问题记录和以预防为导向的周期性健康问题记录。

社区卫生服务中个人健康问题记录可采取以问题为中心的医疗记录(problem-oriented medical record,POMR)。POMR 由基本资料、问题目录、问题描述、病情流程表等组成。

1. 基本资料

(1)人口学资料:如年龄、性别、教育程度、职业、婚姻、民族、社会经济状况等。

(2)健康行为资料:如吸烟、饮酒、饮食习惯、行为、运动、就医行为等。

(3)临床资料:如过去史、家族史、个人史(药物过敏、月经史等)、各种检查结果、心理评估等资料。

2. 问题目录

所记录的问题是指过去影响、现在正在影响或将来还可能要影响病人健康的异常情况,可以是明确的或不明确的诊断,可以是无法解释的症状、体征或实验室检查结果,也可以是社会、经济、心理、行为问题(如失业、丧偶、异常行为等)。

问题目录常以表格的形式记录,将确认后的问题按发生的年代顺序逐一编号记入表中,分主要问题目录和暂时性问题目录,前者多列慢性问题及尚未解决的问题(见表 2-1),后者则列急性问题(见表 2-2)。

问题目录通常置于健康档案之首,以便使医生对病人的情况一目了然。

表 2-1　慢性问题

问题序号	发生日期	记录日期	问题名称	解决日期和内容	转　归
1	1999.3	1999.8	高血压		
2	2000.6	2001.6	丧偶		
3	2002.3	2002.8	脑血栓		

表 2-2　急性问题

序　号	问题名称	发生日期	就诊日期	处理及结果
1	关节扭伤	1992.3.6	1992.3.6	热敷并治愈
2	腹泻	1994.6.8	1994.6.8	抗菌素治愈

3. 问题描述及问题进展记录

问题描述将问题表中的每一问题依序号逐一以"S—O—A—P"的形式进行描述。

S:病人的主观资料(subject data):主观资料是由病人提供的主诉、症状、病史、家族史等,医生的主观看法不可加入其中,要求尽量用病人的语言来描述。

O:客观资料(objective data):是医生诊疗过程中观察到的病人的资料,包括体检所见之体征、实验室检查、X线等检查的资料以及病人的态度、行为等。

A:评估(assessment):评估是 SOAP 中最重要、也是最困难的一部分。完整的评估应包括诊断、鉴别诊断、与其他问题的关系、问题的轻重程度及预后等。

P:计划(plan):计划也称与问题相关的计划,是针对问题而提出的,每一问题都有相应的计划,包括诊断计划、治疗计划、病人指导等。

SOAP 书写范例

问题:高血压。

S:头痛、头晕 3 年,胀痛 1 个月。

饮酒、嗜咸饮食。

父亲死于脑血栓。

O:体胖、话多、急躁。

血压:24/16 kPa。

眼底:眼底动脉狭窄。

A:该病人主诉及体检结果可解释为原发性高血压(Ⅱ期),可能加重并导致心、肾损害甚至发生脑血管意外,宜加强药物控制并追踪观察。

P:诊断计划:①摄胸部 X 线片,做心电图;②查眼底;③查肾功能。

治疗计划:①降压药;②利尿药;③限盐<5g/d;④限酒。

病人指导:①避免食入蛋类等富含胆固醇的食物;②减肥。避免食入高糖、高脂食物、限盐,每天运动。

4. 病情流程表

流程表以列表的形式描述病情(或其他问题)在一段时间内的变化情况,包括症状、体征、检验、用药、行为等的动态观察。

流程表通常是在病情(或问题)进展一段时间后,将资料做一图表化的总结和回顾,可以概括出清晰的轮廓,以便及时掌握病况,修订治疗计划,制定病人教育计划等。

需要指出的是,并非所有病人的健康档案均有必要设计、记录病情流程表。对患有各种慢性病或某些特殊疾病的病人,或患有医生感兴趣的病种的病人,才有必要使用病情流程表。除病情流程表外,也可按 SOAP 顺序描述。

在个人健康问题记录中还应包括会诊和转诊记录以及特殊检查等记录。应将实验检查等结果登记或粘贴以利备查。

周期性健康检查记录内容包括有计划地健康普查(如测血压、乳房检查、胃镜检查、尿液检查等),计划免疫(预防免疫接种等)和健康教育。

对特殊人群应另有保健记录:

(1) 老年保健适用于 60 岁以上的老年人。

(2) 儿童保健适用于 7 岁以下的儿童。

(3) 妇女保健适用于已婚妇女或 20 岁以上的未婚女性。

保健记录根据建档对象,以附录活页的形式附在个人档案后。

第三节　家庭健康档案及评估

家庭是社会的重要组成部分,家庭健康以及评估也是社会健康的重要方面。

一、家庭功能与家庭功能运作

1. 家庭功能(family function)

即家庭周期生存需要、安全需要、社会需要等所具有的协调性作用。

2. 家庭功能运作

作为一个完整、幸福、美满的家庭群体,各个成员间互动和日复一日及年复一年完成任务的方式。主要功能运作范围是:满足身心健康的需要,解决问题的方式,冲突的预防性指导等,运作程序为语言和动作性沟通。

二、健康的家庭

家庭是指在家庭社会文化系统内,其成员间具有相互滋润身心、共享时间、空间及金钱等资源的信诺(commitment)。健康家庭是指在其中每一个成员都能感受到家庭的凝聚力,能够提供足够滋润身心的内部和外部资源的家庭。它能够满足和承担个体的成长,维系个体面对生活中各种挑战的需要。

健康家庭具有的特征:①角色关系的规律性及弹性;②个体在家庭中的自主性(individuation);③个体参与家庭内外活动的能动性;④开放以及坦诚的沟通;⑤支持和关心的温馨氛围;⑥促进成长的环境。

三、家庭周期和家庭周期预防

(一) 家庭周期特点

(1) 随时间变化。

(2) 有起点和终点。

(3) 家庭有阶段性的发展趋势,每一阶段都有特定的发展课题。

(4) 有正常的变迁和意外的危机。

(5) 有生物、行为和社会信息的交流。

(二) 家庭周期的分期法

主要分为以下八个阶段,具体见表2-3。

1. 已婚夫妻无子女阶段

平均2年。主要是与原始家庭脱离,要求彼此性格相磨合,符合社会经济要求。

2. 养育幼儿阶段

即孩子出生30个月以内。此时应制定新的计划,以便面对疲劳、经济压力、家庭休闲活动受限制等问题。

3. 有学龄前儿童的家庭阶段

即孩子30个月到6年之间。主要是小孩的社会化问题。

4. 有学龄儿童的家庭阶段

即孩子7～13岁。孩子在身体、社会、情感及智力上的发展。

5. 有青少年子女的家庭阶段

即孩子14～20岁。主要是孩子青春期在性的方面的问题.

6. 子女离家阶段

两代关系演变为成人对成人的关系,双亲由关注孩子转化为彼此重新关注,约经 8 年左右。

7. 中年父母阶段

大约 15 年左右。要重新评估终身目标,安排优先次序,妇女常有情绪危机。

8. 老年家庭阶段

历时 10～15 年,此后因失去职业,与社会脱离,可发生忧虑。

表 2-3　家庭周期及发展阶段可能问题表

阶　　　段	发展阶段的问题
第一期:新婚夫妻	亲密与自主,自由与许诺,价值标准的共识,对老家庭和新家庭的忠诚
第二期:第一个小孩诞生	父母亲角色整合入家庭形式,配偶关系的再许诺。家庭关系的改变,小孩渐长大且自主性渐增加
第三期:有学龄儿童的家庭	维系夫妻间关系的再许诺,家庭与社会关系的界限,对子女的教育
第四期:有青少年子女的家庭	自我认同性,独立性,性的问题
第五期:子女离异的家庭	由依赖到相互依赖,重新调整家庭的次系统
第六期:空巢家庭	回到夫妻单独居住时期,逐渐增龄为老年做准备
第七期:老化家庭	自我完整,依赖,死亡及丧失

(三) 家庭周期各阶段过渡时期的变化

1. 初级变化

初级变化不牵涉到主结构的变化,只是原有状态、行为及学习有轻度改变。这些变化不影响个体自我认知及自我形象的确定。这种变化通常是生活周期中某一阶段内成员的变化。如:孩子出生后生活规律的改变、经济分配改变;家的迁移、重新安排工作或生活;生活模式改变等。

2. 继发性改变

主要是指个人状态改变,即重新变为另一种状态。原因是其家庭成员结构变化引起成员人数增减,从而造成个体角色变化。如孩子出生,配偶则变为父母的角色。

(四) 家庭周期问题的预防性指导

(1) 当家庭周期由一个阶段转入下一个阶段时,与家庭成员共同评价面临的"危险因素"并提出必要的指导性或纠正性意见,称之为预防性指导。预防性指导的目的是:①预防家庭内的压力及冲突;②增进健康和预防疾病;③促进家庭功能的健康发展。

（2）家庭问题的认知和阶段性分隔。阶段性分隔一般分为预期阶段、筛检阶段和症状阶段。比如一个特定的 40 多岁的男性,在预期阶段可能在考虑职业生涯的改变,事业的成功;在筛检阶段,如果该男性觉得事业成就感不强,且不愿改变生活的危险,加之对外交往较多,很可能发生症状阶段,即婚外情阶段。故我们有设计一个表指导阶段性问题指导表(见表2-4)。

表 2—4 阶段性问题指导表

个人发展阶段	家庭发展阶段	外在生活阶段
胎儿	追求	＋＋＋家庭成员或友人死亡
新生儿	＋＋结婚	＋＋＋犯法
婴儿	＋＋孕育子女	＋＋＋离婚
学步的子女	＋＋养育子女	＋＋＋分居
学龄前儿童	＋＋空巢	＋＋疾病
学龄儿童	＋＋退休	＋＋职业问题或改变
青春期少年	＋＋＋死亡	＋＋债务
年轻成人		＋＋性问题
中年		＋＋家庭中新的亲戚
老年		＋＋争论的频率改变 ＋＋婆媳关系 ＋＋成就感问题 ＋社交、休闲活动改变 ＋睡眠或个人饮食习惯改变 ＋假期

（五）家庭各周期阶段预防性指导事项

1. 单人年轻成人

主要注意的是:①和原始家庭的关系及存在何种社会关系;②该年轻人的生活目标。

2. 新婚夫妇

主要问题是:①和原始家庭的关系改变如何;②在财产、情感和价值观方面彼此分享的情况如何;③夫妻双方对时间、金钱、外界朋友、事业等看法如何;④配偶之间合作是否默契。

3. 第一个小孩诞生

主要问题是:①配偶间的关系有何改变;②父母对子女的责任如何分担;③对

子女的行为如何处置;④配偶及其原始家庭之间的关系发生何种改变。

4. 有学龄儿童的家庭

主要问题是:①婚姻关系的改变和注意力的转移;②家庭调整对学校的适应情况;③以家庭为单位参与的活动。

5. 青春期子女的家庭

主要问题是:①青春期子女如何在责任与自由、依赖与独立之间寻求平衡;②是否讨论性问题;③配偶和原始家庭之间的关系又发生何种变化。

6. 子女离家的家庭

主要问题是:①配偶与子女之间存在何种关系;②家庭角色如何改变;③配偶的婚姻关系如何改变。

7. 中年期的家庭

由于子女的离家,主要问题是:①过去的夫妻承担父母的责任,现在如何打发时光;②家中成员的失落感发生的情况;③生理改变情况以及随之发生的问题。

8. 老化的家庭

主要问题是:①夫妻如何适应退休的问题;②对老年的到来做了何种准备;③家中成员的失落感发生情况;④生理改变以及发生的问题。

四、家庭健康档案

家庭是个人生活的主要环境之一,它影响到个人的遗传和生长发育,影响疾病的发生、发展、传播及康复。家庭与居民的健康息息相关。因此,家庭健康档案是居民健康档案的重要组成部分。社区卫生服务中的家庭健康档案包括家庭的基本资料、家系图、家庭卫生保健、家庭评估资料、家庭主要问题目录及问题描述和家庭各成员的健康档案(其形式与内容如前述个人健康档案),是全科医生实施以家庭为单位保健的重要参考资料。

1. 家庭基本资料

家庭基本资料包括家庭住址、人数及每个人的基本资料,建档医生和护士姓名,建档日期等。

2. 家系图

家系图以绘图的方式表示家庭结构及各成员的健康和社会资料,是简明的家庭综合资料,其使用符号有一定的格式。

3. 家庭卫生保健记录

记录家庭环境的卫生状况、居住条件、生活起居方式,是评价家庭功能、确定健康状况的参考资料。

4. 家庭评估资料

包括对家庭结构、功能、家庭生活周期等的评价。

(1) 家庭结构。一般可从家庭成员的基本情况或家系图反映出来。有单身家庭,由父母及其未婚子女组成的核心家庭,由父母和已婚子女及第三代组成的主干家庭、联合家庭及其他类型的家庭。

(2) 家庭成员的资料。基本包括在个人健康档案中。

(3) 家庭生活周期。家庭生活周期可分为 8 个阶段,每一阶段均有其特定的发展内容及相应的问题,包括生物学、行为学、社会学等方面的转变及意料之外和待协调的危机。全科医生需对每个家庭所处的阶段及存在的问题做出判断,并预测可能出现的转变和危机,进而制订适宜的处理计划并实施之。

(4) 家庭功能。家庭功能的好坏直接关系到每个家庭成员的身心健康及疾病的预防,因而是家庭评估中最重要的内容。全科医生应对每个家庭的功能有所掌握。对家庭功能的评估多采用 Family APGAR 问卷。

5. 家庭主要问题目录及其描述

目录里记载家庭生活压力事件及危机的发生日期、问题描述及结果等。家庭主要问题目录中所列的问题可依编号按 POMR 中的 SOAP 方式描述。

6. 家庭成员健康资料

同个人健康档案。

五、家庭健康评估

(一) 需要进行家庭评估的状况

(1) 病患频频地因非特异性的症状来求诊:如头痛、背痛、腹痛、疲劳、失眠等,特别是没有器质性病变的时间。

(2) 过度利用医疗保健机构(资源利用过度)或每个家庭成员都经常就诊。

(3) 处理慢性病时遭遇难题,如高血压维持药物的顺从性不佳,糖尿病及严重气喘发作频繁等。

(4)"涟漪"效应(ripple effect):不同的成员出现同样的严重疾病的症状或家中接连出现严重的疾病。

(5) 情绪及行为方面的问题。

(6) 配偶间的问题(婚姻及性问题)。

(7)"代罪羔羊"或"三角关系"(triangulation),即将家中未解决的压力以情绪转移的状况移至家庭中成员。如小孩。

(8) 与生活方式及环境因素有因果关系的疾病,如酒精性肝病、情绪性消化道溃疡等。

(9) 促进健康与预防疾病的活动,包括预防接种、遗传咨询及营养指导等。

（10）家庭发展阶段因预期问题而产生的焦虑,如婴儿的诞生及照顾、青春期、中年危机、空巢症候群等。

（11）危机。包括丧失家庭成员、失业、意外、死亡、战争、分离等。

（二）家庭评估研究资料获得方法及研究程序

（1）与个人交谈或用问卷获得资料。

（2）比较各人资料并进行综合。

（3）了解关于家庭结构资料。

（4）家庭成员互动所得资料,如家庭行为的观察性描述,联合提供和制作资料,测量互动间的个体反应,比较和综合互动间个体反应等资料。

（三）家庭评估条件

（1）由"病人"完成。

（2）调查工具简单明确,受教育较低层次的家庭成员也能理解和提供资料。

（3）短时间内可以完成。

（4）能适用于不同的社会经济或文化团体的病人。

（5）能提供家庭功能各重要成分的完整资料。

（四）家庭评估概要

家庭评估概要包括三个部分,即家庭生活周期、心理层面、社会环境。进行评估时,由评估人询问家庭成员,最后由家庭全科医生进行评估。

1. 家庭生活周期

主要询问的问题有:①这个家庭有几个成员;②成员近期住址;③该家庭处于家庭生活周期中的哪个阶段;④这个阶段目前发生了哪些问题;⑤过去该家庭遭遇过哪些重大问题;⑥家庭对这些问题的处理方式是否满意。

2. 家庭的社会和心理方面的问题

主要询问的问题有:①谁是这个家庭的决策者;②在这个家庭时期,哪些人应受重视;③家庭成员中,大家各自的期望值是什么,是否已经实现,现在还有哪些期望值;④家庭成员间彼此引起注意的主要因素是什么? ⑤家庭成员的个体差异与自我表达方式;⑥家庭成员各自间的容忍度有多大。

3. 社会环境

主要包括:①该家庭和亲戚间有多少接触;亲友是否前来帮助解决问题或是前来制造问题;②家庭成员在邻居中是否有很多朋友,成员们参加的社团或团体有哪些;③家庭有无使用社区资源,以后是否还会使用这种资源;④该家庭中,双亲受教育的程度。

（五）家庭评估工具

1. 家系图谱

家系图谱是指将家庭的结构性资料及功能性资料用简单的图谱及文字表达，以形成家庭主要问题的直观性解释。目前家庭评估用的家系图谱，除有以往的生物性医学资料外，还有家族以及家庭成员互动关系的资料。主要包括如下：

（1）家庭结构。如家庭组成：有完整的核心家庭、单亲家庭、再婚家庭、三代同堂家庭、扩大家庭以及非家庭成员同住的家庭。不寻常家庭结构：如近亲通婚、多次婚姻。兄弟姐妹经历：包括性别、年龄差距、性格特征、家庭为孩子所制订的计划、父母对性别差异的态度、各个孩子在家庭中的地位等。

（2）家庭周期。目前家庭周期所处阶段：如新婚时期、幼儿时期、青少年家庭时期、孩子离家时期、老年人家庭时期。家庭周期转变或发展阶段的危机。家庭周期中非同时性问题：如早死、延迟离家、年龄差距过大、配偶晚年得子等。

（3）世代间反复出现的模式。包括重复出现的疾病模式：如特别的疾病（高血压）、症状（头痛）；重复出现的功能模式：如躯体化、否定（心理状况）和药物滥用等。重复出现的人际关系问题：如冲突、断绝关系。重复出现的结构模式：如离婚、再婚等。

（4）生活经历。包括最近的生活压力来源：如结婚、怀孕、下岗、急性和慢性疾病；慢性生活压力来源：如贫穷、工作环境恶劣、与上司关系等；巧合或出现的有意义日期和暂时性生活事件：如节假日、生日、周年纪念等；文化、社会、经济、政治或环境力量：如迁移、自然灾难、战争。

（5）家庭关系模式。包括家庭中关系的形态：如断绝关系、冲突、疏远、融合；三角关系：如父母与孩子间的三角关系，一般配偶间的三角关系，离婚和再婚家庭三角关系，家庭收养及养育的孩子间的三角关系，多世代间的三角关系；非家庭成员的关系形式。

（6）家庭平衡与失衡。包括家庭结构平衡与失衡：如离婚与再婚后的结构变革；家庭角色平衡与失衡：如生育子女后所表现的角色变异情况；家庭功能平衡与失衡：事件发生后，其家庭功能能否平衡。

2. 家庭功能的 APGAR 问卷

家庭功能的 APGAR 问卷是 Smilkstein G 创造的评估家庭功能的工具，本意是希望家庭全科医生在初次接触家庭时，就对家庭情况有个整体的了解，就像给新生儿打分一样，给家庭进行打分。APGAR 是代表家庭功能五个部分的首个字母，主要内容是：

A：Adaptation（适应度），即家庭面临危机或压力时，内在与外在资源的使用情况，以及使用后解决问题的力度。

　　P：Partnership(合作度)，指家庭成员对问题的决定权以及责任的共享情况。

　　G：Growing(发展状况)，即家庭成员间经过相互支持而达到生理、心理和社会适应方面的成熟与自我实现。

　　A：Affection(感情问题)，指家庭各成员间相互关爱的状况和程度。

　　R：Resolve(亲密度)，是用来代表家庭成员彼此间享受共同的时间、空间和经济资源的承诺(commitment)。

　　此问卷分为二部分：第一部分为5道封闭的问题，由家庭成员就各问题的满意度分别选择经常、有时、几乎很少三个方面进行选择，分别计分2分、1分和0分。如总分在7～10分之间为家庭功能无障碍，4～6分之间为中度功能不全的家庭，0～3分为重度功能不全之家庭(见表2-5)。第二部分为个人与其他成员关系的调查表，分别选择关系良好、一般和不好(见表2-6)。

　　该问卷曾被世界各地反复验证，其信度(reliability)及效应(validity)已被肯定。既往在学者的验证中，家庭APGAR与学校成绩及行为、使用治疗药物遵医嘱行为以及父母分成正比，与忧虑、生产及产后并发症呈反比。问卷的缺点是特异性较差，且只能测定"主观上"认为的满意度。

表 2-5　家庭 APGAR 问卷第一部分

填写下列问题，您就能对您的家庭有更好的了解，如果您对您的家庭或本项目还有其他补充，请写在补充说明处。"家庭"是指平常与您住在一起的成员，如果您是一个人居住，请将目前与您最密切的人当作您的家人。

1. 当我遭遇困难时，可以向家人求助，对此我比较满意。

　　经常(　　)　　　　有时(　　)　　　　几乎很少(　　)

　　补充说明：

2. 在与家人进行讨论问题时，是以分担问题的形式，对此我比较满意。

　　经常(　　)　　　　有时(　　)　　　　几乎很少(　　)

　　补充说明：

3. 当我希望从事新的事业或发展时，家人能接受并给予支持，对此我比较满意。

　　经常(　　)　　　　有时(　　)　　　　几乎很少(　　)

　　补充说明：

4. 我满意家人对我表达情感的方式，以及对我的情绪(愤怒、悲伤、爱)的反应。

　　经常(　　)　　　　有时(　　)　　　　几乎很少(　　)

　　补充说明：

表 2-6 家庭 APGAR 问卷第二部分

按密切程度将与您住在一起的人（配偶、孩子、重要的人、朋友）顺序写下			跟这些人相处的关系（　　）		
关系	年龄	性别	好	一般	不好
如果你和家人不住在一起你经常求助的人（家庭成员、朋友、同事、邻居）			跟这些人相处的关系（　　）		
关系	年龄	性别	好	一般	不好

3. PRACTICE—MCGILL 家庭功能评估卷

该表是加拿大 MCGILL 大学 Kellogg Center 教授设计的供全科医师使用的评估量表。PRACTICE 是 8 个字的第一个字母，主要内容如表 2-7 所示，依据表格所提供的资料，由全科医生进行评价。表 2-8 是家庭总评估表。

表 2-7 PRACTICE（主要问题或家庭解决方式）

P —Presenting Problem（主要问题或家庭解决方式）
　—问题描述，由何人发觉？如何发生？家人解决方式？
R —Role（角色）（结构，组织）
　—谁作主？彼此界定的特色？角色的弹性？
A —Affect（情感）
　—主要情绪表现？难以表达的情绪？
C —Communication（沟通）
　—明确的？直接？隐藏？转移的？谁听谁的话？肢体语言沟通否？
T —Time（时期）
　—求偶？成家？孕育儿女？教养儿女？孩子离家？家庭缩小？退休？
I —Illness（疾病）
　—过去或现在的严重疾病？慢性病基经常发生的急性病？家中何人生病？最近家中有无过世病人？和医疗保险机构关系？
C —Coping（调适）
　—家庭力量及资源？过去及与现在的调适情况？
E —Ecology or Environment（生活环境）
　—经济情况？社会、学校及专业资源的通用情况？娱乐？

表 2-8 PRACTICE 家庭评估表总评估(overall rating)

1. 这个家庭是否表达出需要帮助的意愿?
   A. 是　　　　　　B. 否　　　　　　　　C. 不知道

2. 你认为这个家庭需要帮助吗?
   A. 是　　　　　　B. 否　　　　　　　　C. 不知道

3. 你能处理这个家庭问题吗?
   A. 能独立处理　　B. 能经由他人指导处理　　C. 无法处理

4. 这个家庭或其成员是否应该进行?
   A. 家庭治疗　　　B. 配偶治疗　　　　　　C. 个别治疗

5. 你认为这个家庭能否改变?
   A. 是　　　　　　B. 否　　　　　　　　C. 不知道

6. 这个家庭是否相信应该有所改变?
   A. 是　　　　　　B. 否　　　　　　　　C. 不知道

7. 这个家庭是否相信能否改变?
   A. 是　　　　　　B. 否　　　　　　　　C. 不知道

8. 有何证据可以支持上述(5、6、7)看法?

4. 家庭圈(family circle)

Thrower 等人于 1982 年创造出利用心理投射的原理,让家庭的每个成员以主观认知分析将代表每一个成员的小圆圈给予代表其家庭的大圆圈内。越大的圆圈代表的权力越大,圆圈之间的距离表示关系密切适度(见图 2-1)。这种家庭圈图优点是简单易给,可用来进行各成员比较,也可作进一步切入问题实质的引子。缺点是初看起来不易理解。

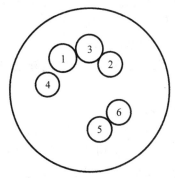

图 2-1　家　庭　圈

注:1-父亲　2-自己　3-母亲　4-小妹　5-大妹　6-妹婿

5. 生态图

"生态图"系由 Ann Hartman 发展的评估家庭的图形工具,以核心家庭的"家系图谱"为核心圆,探讨与外界的其他单位、机构、人员的相互关系(见图 2-2)。

这种生态图有助于指出家庭所处社会环境的基本性质;也可用于治疗;即让家庭成员看与自己有关的环境关系,引导思考的改变等。

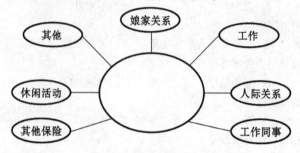

图 2-2 家庭功能生态图

第四节 社区健康档案

一、社区健康档案基本内容

社区健康档案应包括社区基本资料、卫生资源、卫生服务状况、居民健康状况等四个部分。

1. 社区基本资料

(1)社区地理及环境状况以及影响居民健康的危险因素。

(2)社区产业及经济现状以及影响居民的健康因素。

(3)社区各种组织的种类、配置及相互协同等情况。

(4)社区动员潜力:指可以动员起来为居民健康服务的社区人力、财力和物力。

2. 社区卫生资源

(1)卫生服务机构包括医院(综合性医院和专科医院)、门诊部、保健所、防疫站、私人诊所等医疗保健机构、福利机构、卫生教育机构等。每个机构的服务范围、优势服务项目,地点等均有必要记录在社区档案中。医生可根据以上情况进行转诊、咨询等,从而充分利用卫生资源,为居民提供协调性保健服务。

(2)卫生人力资源包括本社区卫生人员数量、结构等状况。

3. 卫生服务情况

（1）门诊统计：包括门诊量（人次）、门诊常见健康问题的种类及构成、门诊疾病的种类及构成等。

（2）转诊统计：包括转诊病人数量（转诊率）、患病种类及构成、转诊单位等。

（3）住院统计：包括住院病人数量（住院率）、患病种类及构成、住院起止时间等。

4. 居民健康状况

（1）人口学资料：①人口数量：绝对数、相对数（人口密度）；②人口性别构成：各年龄组性别比；③人口年龄构成；④人口文化构成；⑤人口职业构成：根据国家对职业的划分，对居民的职业进行分类并予以描述；⑥社区婚姻构成；⑦社区家庭构成：可把家庭按人员结构分为单身家庭、核心家庭、主干家庭、联合家庭及其他 5 种类型；⑧出生率；⑨死亡率；⑩人口自然增长率。

（2）患病资料：①社区疾病谱：将社区居民所患疾病进行统计分析，根据各种疾病构成情况排出顺序，得出社区疾病谱以掌握威胁本社区居民的主要疾病，从而抓住疾病控制工作的重点；②疾病分布：包括年龄、性别分布与职业分布等。

（3）死亡资料：①死亡水平：包括分年龄、性别、职业；②社区死因谱：将社区居民死亡原因进行统计分析，根据各种死因构成情况排出顺序，得出社区死因谱，以掌握威胁本地区居民生命的主要疾病，作为有关工作的依据。

二、社区居民健康状况评价指标

（一）群体数量指标

群体数量是群体健康状况的重要反映。就群体本身来说，绝对数越大，健康水平越高；相反，则健康水平不高，可能存在病态。如果把群体置于一定的自然社会背景下来看，问题并不那么简单。在人口相对于资源而言是有限的情况下，人口规模越大越好；相反，当资源相对于人口是有限时，则应适当压缩人口。因此，评价人口的数量指标应包括绝对数（总数）、相对数等。

1. 绝对数

指一定群体范围中所有个体的总和。主要是通过反映群体的规模来描述群体的健康状况。从中国和世界人口由弱小到强盛的发展过程中，可以看出世界所面临的"人口爆炸"问题。

2. 相对数、人口密度

指单位面积上的人口数，常用单位是 人/km²。它反映人口拥挤程度和人口与资源的比例，还可协助绝对数反映群体健康状况。在一定范围内，人口密度越高，健康水平越高；但密度太高，不利于健康。

(二) 结构指标

按不同特征对人口进行分类,然后求出各类人口所占比例即为人口构成。健康人群要有相对固定和稳定的内部结构特征。人口的性比例近于1,年龄结构近似于金字塔和矩形之间是健康的表现。另外,人口的城乡构成、职业构成、文化构成等更能反映一个民族的健康水平。

1. 性比例

是指男、女人口之比,战争可使其下降,重男轻女的习俗可使其提高。另外,生育年龄的性比例失调会给群体健康带来一定的不利影响,尤其是婚龄性比例问题。性比例的计算是以女性人口为1或100进行的。

2. 年龄构成

指群体中各年龄组人口所占的比例,它是反映人口健康状况的经典指标之一。年龄构成同时反映人口的再生产能力、所经历的人口健康状况的变迁和重大灾难的影响,就像树的年轮一样。

3. 城乡构成

反映都市化程度,亦即反应公众生活质量、健康水平。发达国家城市人口达90％以上。

4. 职业构成

指人群中从业人员在各行业中的比例。按作业的性质又分为以体力劳动为主(如农民、搬运工、钳工、码头工等)和以脑力劳动为主(如工程技术人员、经营管理人员等)。一般一个社会中脑力劳动者比率越高,反映其素质越好,健康水平也要高些。

5. 社会阶层构成

指社会中不同经济阶层的人所占的比例。可从社会公正的角度反映健康水平。

6. 婚姻家庭结构

反映人口的婚姻状况和家庭规模,也是群体健康的重要指标。

(三) 再生产指标

人口再生产包括出生、死亡两个侧面,它是群体健康的一种反映。

1. 出生指标

从一定意义上讲,出生指标只是生育能力的一种度量。但作为人的出生指标,则在很大程度上取决于社会经济发展水平、社会控制及公众的信仰、道德观念、民俗风尚、文化教育和实际生活水平等。出生指标主要有出生率、生育率、总和生育率等。

（1）出生率：表示一定地区 1 年里平均每千人的出生（活产）人数。出生率受生殖能力、社会生产方式、家庭性质等多因素的影响，从一定程度上反映健康水平。

（2）生育率、总和生育率：由于出生率是以全体人口为基数计算的，往往掩盖了人口性别、年龄结构的差异，故又提出了生育率与总和生育率的概念。但其描述健康状况的意义同出生率。

总和生育率＝某年出生人数/同年平均育龄妇女人数×1000‰

2. 死亡指标

死亡是生命遭受风险后最严重的一种终极反应。在不同的年龄，死亡对生命风险的反应程度是不同的，死亡年龄越小，这种意义也就越大。作为一个寿终正寝的人来说，死亡则是一种正常的健康的表现。从某种意义讲，期望寿命之后死亡的人所占比例实际上应看作一种健康状态的正向指标。

死亡指标主要从死亡水平指标和死亡原因指标进行分析。

（1）死亡水平指标。①死亡率：又称为总死亡率、粗死亡率和普通死亡率，表示某地某年每 1000 人口中死亡人数，反映一个国家或地区某年总的死亡水平。死亡率的高低受人口、年龄、性别构成的影响。因而，在不同国家或地区，比较分析死亡率时要考虑到年龄、性别构成的影响，必要时可采用年龄别死亡率、标化死亡率或平均寿命等。②年龄别死亡率：表示某年龄组每 1000 人口中的死亡人数。年龄别死亡率用于反映年龄死亡水平，因消除了年龄构成的影响，不同地区、不同时期可直接比较，比普通死亡率的可比性强。为了分析某一年龄死亡人数在总死亡中的比重，还可计算年龄组死亡构成比。③标化死亡率：死亡率受人口年龄构成的影响较大，婴幼儿及老年人比重较大时，死亡率一般较高。消除人口年龄构成不同对死亡率的影响，并计算标化死亡率。④婴儿死亡率：表示某年某地未满 1 岁的人口死亡人数与同年活产婴儿数的比值，是一个较敏感的健康指标。婴儿死亡率不仅反映某些直接影响婴儿健康的问题，而且反映母亲的健康问题，包括母亲产前产后保健水平、婴儿保健水平、环境卫生状况等。该死亡率和 0 岁组死亡率不同，后者以某年 0 岁组平均人口数为分母。⑤新生儿死亡率：表示某年未满 28 天的新生儿死亡数与同年活产婴儿数的比值。新生儿死亡数占婴儿死亡数的百分比，表示每死亡 100 名未满 1 岁的婴儿中，未满 28 天的新生儿死亡数所占的百分比。新生儿死亡百分比是评价婴儿死亡资料的完整性的一项指标，也是制定婴幼儿保健计划的依据之一。⑥围生期死亡率：表示某地某年从孕期第 28 周以后至出生不满 7 天的死胎死产数和新生儿死亡数与同年死胎死产数、新生儿死亡数和活产数之和的比例。是反映产科和儿科医疗保健工作质量的重要指标之一。⑦孕产妇死亡率：是某年内出生每 1000 名活产婴儿的孕产妇死亡人数。孕产妇死亡是指妇女在妊娠期、分娩期及分娩后 42 天内的死亡。其死亡率高低受社会经济条件、妊娠期前的健康状况、妊娠期和分娩期的各种并发症、卫生保健设施的有无及围产期产科保健的利用情况等因素影响。⑧平均寿命：又叫平均期望寿命或平均预期寿命，是寿命表的重要指标之一，表示同时出生的一代人到全部死亡时为止每个人存活的平均年龄。它是反映人群死亡和健康水平的综合性指标。

（2）死亡原因指标。①死因别死亡率：该率反映某地某年每 10 万人口中死于某疾病的人数。反映某种死因在人群中的流行程度、分布规律与特点。是制定医疗保健对策，指导科研方向的主要依据。②死因别死亡百分比：表示某年因某种疾病而死亡的人数占该年死亡总数的百分比。该率是确定预防、科研工作的重点的重要依据。③死因别死亡率比例：以女性为 1，计算男性某死因死亡率与女性死亡率的比值，说明某死因的性别差异，为病因研究提供线索。

3. 人口增长指标

在一定条件下，人口保持一定净增率是健康水平高的一种标志；过高则反映健康水平低下。社会发展到一定程度，增长率会趋向一个稳定且很低的水平。

（四）疾病、伤残指标

患病率、发病率、疾病构成等指标明确反映该群体的健康状况及健康状况的变化。

1. 疾病发生的频率指标

（1）发病率。即 1 年内，某地区人群中某种疾病的新发病例的比例。

（2）患病率。即观察期内，某地区人群中患某种疾病的病例的比例。又可分为时点患病率和期间患病率，前者即在某调查时点上一定人群中某疾病的患病人数，后者指在一定的观察期间内一定人群中某疾病的患病人数。

（3）残疾率。又叫残疾患病率。指某一人群在一定期间内，每 100 万人口中实际存在的残疾人数。残疾系指由于疾病、伤害等原因在人体上留下来的固定症状，它给身体带来形态和功能上的改变，人的正常活动和劳动能力受到限制或丧失。

2. 疾病构成指标

疾病构成指标即疾病构成百分数，表明观察期间或观察时点上某疾病或某类疾病的病例数占全部病例数的比例，可相对地说明某疾病或某类疾病发生或存在的程度。它包括某疾病的病例百分比和某疾病现患病例百分比。

3. 疾病严重程度指标

（1）病死率：某疾病病死率表示观察期间内某疾病患者中因该病而死亡的频率。某疾病死亡率表示在观察期间内人群中因某疾病而死亡的频率。

（2）因病伤缺勤率：指 1 年（季、月）内职工应出勤日数中因病伤而缺勤的日数所占的百分率，以"缺勤日"为统计单位。缺勤日数应按实际缺勤日计算，公假日及不满 1 日的不计算在内,连续缺勤 6 个月以上时,超过 6 个月部分应另外计算。该指标能较好地反映疾病对劳动力的影响。

(3) 因病伤休工率:表示观察期间平均每 100 名职工中因病伤缺勤例数,以"缺勤事例"为统计单位。因病伤缺勤 1 天或 1 天以上者计为一个"缺勤事例"。

(五) 期望寿命与寿命损失指标

期望寿命是一个较公认的、较权威的反映群体健康状况的指标。它是指按某地当时实际死亡水平死亡时,不同年龄组人群还可活下去的平均时间,通常习惯用出生时(即 0 岁)期望寿命来表达。期望寿命常按年龄和性别来计算,已校正了因年龄、性别构成的差异,有很好的可比性。它综合了几乎全部有关死亡的信息,同时也利用了年龄越小对反映健康状况意义越大的这一特点。

寿命损失指某一群体在一定时间里(通常为 1 年),在目标年龄以内死亡造成的寿命减少的总人年数。

1. 质量调整生命年(QALYs)

将不同生活质量的生存年数换算成生活质量相当于完全健康的人的生存年数,称之为质量调整生命年。健康水平的不同,用效用值来表示。效用值的范围为 0~1,0 表示死亡,1 表示完全健康。

2. 失能调整生命年(DALYs)

这是非致死性健康结果与早逝的复合健康评价指标,用来衡量人们健康情况的改善和疾病的经济负担。在方法上,质量调整生命年估计的重点是确定和选择效用权重,而失能调整生命年则是失能权重的确定和选择。在复合健康评价指标中,使用 0~1 之间的权重;在完全健康和完全死亡之间确定 6 个失能等级,每个等级表示比上一个等级有更大的福利丧失或增加了的严重程度。同一等级的失能可能是不同的能力或功能的受限,但它们对个体的影响是相同的。用失能调整生命年周围测量工具,应包括所有的健康损失的结果。

(六) 卫生事业发展指标

卫生事业发展程度和卫生事业内部各专业的构成情况是人们能否充分享受医疗卫生保健和享受什么样的卫生保健的重要前提,是人群健康水平的重要间接指标。卫生事业发展程度的度量指标很多,从表示健康状况的要求来看,可选用千人卫生机构数、千人医生数、病床数、人均卫生事业费用、人均年门诊次数等。

(七) 生活消费模式指标

生活消费模式是指公众消费量及各种消费所占比例,可通过政府统计数据获得。生活消费模式指标,有年纯收入、消费构成、居民消费水平等。

(八) 社会发展与社会公正指标

社会发展离不开健康的个体,社会发展又是关于健康状况的重要间接指标。社会发展程度再高,却无社会公正作保障,社会居民的健康状况也得不到改善。

1. 社会发展

关于社会发展的指标很多,常用于描述健康的指标主要有经济发展和文化发展两个方面。发展是健康的目的和保障,健康是发展的前提和内容。

(1) 经济发展方面。①社会总产值和国民生产总值(GNP):社会总产值是指物质资料生产部门包括工业、农业、建筑、运输、商业等在一定时间内生产的总成果,包括转移的价值和创造的新价值,还包括全部非物质资料生产部门创造的价值,但不包括生产资料转移的价值。两者均能反映社会发展情况。为了便于比较,可用人均社会总产值或人均 GNP。②人均国民收入:指一定时期内由物质资料生产部门创造的人均新价值。反映一个国家经济发展水平,比 GNP 更有说服力,因为它不包含成本在内。

(2) 文化发展方面。① 在校学生数和每万人口在校学生数。这是群体智力水平的重要标志之一。② 文化事业:文化事业为人民提供精神食粮,是重要的间接反映健康状况的指标。我们选择了公共图书馆数、广播电视事业发展等几项指标。

2. 社会公正

对医学来说,这是近代才触及的一个问题。我们在这方面研究得少,但有些问题是很明确的。如种族歧视国家健康水平必然差,社会发展程度低(如原始社会)的社会健康水平也差。社会主义制度以广大公民的利益为自己的根本目标,向社会最大的公正方向而努力,这也许可以部分说明为什么我国以较少的投资,而获得较高的健康效益了。

第五节　健康档案的管理

一、健康档案的一般管理

居民健康档案记载居民一生中有关健康问题的全部信息,应集中存放,并由专人负责,居民每次就诊时,调档、就诊、登记、归档。有条件的单位应逐步发展微机化管理。

(一) 建立健全有关制度

为使健康档案完整、准确、全面地反映一个人一生的健康状况,有必要制定有关健康档案的建立、保管、使用、保密制度,完善相应的设备,配备专职人员,妥善保管健康档案。

(二)健康档案的建立

社区居民要每人建一份个人健康档案,根据居民类别(儿童、妇女和老人)在前述个人健康档案的基础上相应地增加附页。

居民就诊时,医务人员要按规定的格式要求认真记录。会诊时,由经治医师调档,记录有关会诊情况。住院或转诊时,要及时地将有关住院、转诊期间的问题、处理经过及结果等记入健康档案。如住院、转诊医院与社区卫生服务点建立了微机联网,应由经治医师调档,记录相应健康问题等。

家庭健康档案一般在首次建立档案时完成其主要内容的记录,待家庭发生变动时结合社区实际情况再补充或增加有关内容。家庭主要问题目录应随时记录。

社区健康档案一般一个社区建立一份,存放在社区卫生服务站备用。多数情况下是在一次社区调查后记录或补充,增加有关内容。

健康档案建立后要定期或不定期地分析其间的有关内容,及时发现个人、家庭和社区的主要健康问题,有针对性地提出防制措施,做到物尽其用,充分发挥健康档案在提高居民健康水平中的作用。

(三)健康档案的保管和使用

健康档案要统一编号,集中放在社区卫生服务中心、站(或门诊部),由专人负责保管。档案以户为单位,家庭健康档案在前,个人健康档案附后。

居民每次就诊时凭就诊卡向档案室调取个人健康档案,就诊完后迅速将档案归还档案室,换回就诊卡。建立微机化管理的单位,就诊卡改用 IC 卡,病人就诊时只需在打卡机上刷卡,就能调出病人的健康档案。

家庭健康档案的调用,由经治医师决定并向档案室办理借用手续。

社区健康档案由专人填写,档案的借用应有审批制度。

二、健康档案的计算机管理技术

(一)健康档案计算机管理的主要内容

(1)通过社会保障磁卡自动录入病人基本信息,通过拼音码输入药品和各种收费类别,自动区分病人的用药范围,包括防止开具已知过敏药物,并对精神类药品予以数量和处方数的限制。提供各类报表支持。出入院管理系统,实现医嘱收费的后台计费,打印住院费用的明细账目,通过先期控制等一系列措施提高医疗质量。

(2)提供完整的住院病人信息。信息查询丰富、快捷。提供全面、准确、及时的业务统计查询,动态生成各类统计报表,支持完整的医嘱类型,提供医嘱模板和维护,提供完善的病区药物管理,护士日常工作备忘,提供病人最新检验结果的查询、阅读。

(3) 提供高速病案扫描,病案全文批量扫描到计算机,进行压缩存储,扫描过程中自动记录病案的页码顺序,并把扫描所得的图像文件自动与病案首页的数据库相关联,从而能够在局域网上对任何一位病人的病案进行查询;模块还能将病案图像通过光盘刻录机刻录成 CD-R 光盘进行存储,实现了医院电子化病案。此外,模块要提供病案维护和病案借阅等操作功能。

(4) 系统即时为门诊医生提供病人以往的病案资料、治疗记录、慢性病情况、药物过敏情况等背景资料,使门诊医生能够在短时间内比较全面地掌握病人情况。通过局域网,还能及时提供病人的医学影像(如:X 线、内镜检查资料)、病理、生化(血常规、尿常规)等报告,系统还能进一步为医生检索出与当前病人疾病相关的临床资料(例如,最新的学术论文,治疗经验等)以及最新的可应用的药物和药理学资料。从而最大限度地辅助医生为病人制订比较适当的治疗方案,全面提高医院门诊医疗质量,减少医疗事故的发生。

(5) 医学影像管理系统(PACS)。包括直接从 B 超机、X 线机、显微镜、内镜获取医学图像的能力,支持 PAL 制、NTSC 等多种制式的视频接口,方便灵巧的图像标注功能用于病灶定量测量脚注。影像报告采用简单、快捷的模板输入方式,提供丰富的标准医学词汇,图文报告半自动生成,1440×720dpi 高清晰度打印输出,显著提高医疗文档质量。对于无法进行图像采集的影像学检查以及部分外来的图像报告,功能模块要通过透射扫描来获取图像,并压缩存储。

(6) 通过仪器的串行口,直接采集部分检验仪器的检验数据,并与病人信息相关联,提供可维护的各类报告模板,快速生成报告。对大量的检验数据按疾病归属等进行分类管理,统计分析,进行检验科研和质量控制管理。此功能模块还能进行检查项目的病人预约、登记、划价计账等功能。

(7) 提供对家庭病床的建撤床管理,以"SOAP"的模式记录每一位家庭病床病人的情况,以纯语音方式帮助医师快速记录与病史相关的大量资料,并能实时提供 2‰ 的建床率和 5‰ 的床位利用率等考核指标,月末自动生成家庭病床费用的报表和医生工作量报表。能够方便地从医学经济学的角度来评价家庭病床的功能。出诊管理系统记录每次出诊的情况并有月末统计功能。

(8) 儿童保健、计划免疫、孕妇保健、精神病、慢性病管理。①儿童保健:用于建立儿童健康档案,根据儿童的基本情况及每次体检的结果进行儿童的个体和统计学的健康评价。系统可以通过 CCD 摄像头,采集儿童的照片,也可以对儿童的动作进行视频录像,及时反映儿童年的行为和思维的发育情况。模块为家长提供带有儿童照片的儿童保健检查的图文报告。内容包括：体检记录，下次体检时间，以及早期教育、营养与膳食、疾病防治等儿童保健指导。②计划免疫：用于建立儿童计划免疫卡，为儿童制定免疫计划，提供全程免疫计划表，提供儿童接种预约，儿童接种情况的统计查询。③孕妇保健：建立孕妇保健卡和孕妇健康档案，记录孕妇的产前和产后检查结果进行高危评分，产后随访记录。在居民健康档案中提取育龄对象范围，建立育龄妇女基本情况档案。④精神病管理系统：建立精神病人档案，辅助建立随访计划，记录随访情况进行分梯队管理。⑤慢性病管理系统：从居民健康档案、家庭病床、门诊、病房等系统中截取资料，进行分类管理，统计慢性病的发病情况，为社区慢性病患者建立慢性病流程表。

（9）健康档案通过数据服务层，将一些基础信息提供给功能应用层的软件模块，功能应用层的软件模块又反过来通过数据服务层把相应的信息更新到居民健康档案中，达到活档管理，动态更新的目的。在档案浏览时将居民的基础信息和变化信息在同一屏幕上列出，不同的变化应用不同的颜色，以显现个性化的特征。在档案输入方法上，采用数字语音识别和动态数据交换相结合的输入方法，由于采用数字语音识别因而大大提高了识别率，较好地解决了语音识别中识别率低和环境噪声干扰两个最难解决的问题。输入人员只需依次读出健康档案的记录代码就可以轻松录入档案。

（10）远程个体。系统可以通过健康档案等资料对居民信息进行分类，然后通过公用电话网，将包涵特定健康教育信息的语音资料发送给特定的社区居民，提高社区居民对健康、疾病以及行为危险的认知率。

（11）远程会诊及双向转诊管理系统。通过综合业务数字网（ISDN）进行管理。ISDN 由远程登录局域网和点对点远程连接的方法，在医疗机构之间申请、批复、转诊信息、交换转诊病人的相关医学资料，并提供类似面对面的视频功能，从技术上畅通双向转诊的渠道。

（12）INTERNET 远程查询系统。这是一个基于 Web 浏览器的远程查询系统。在任何一个远程计算机，通过 Web 浏览器可以查询到在案病人的资料，提供急救用途。

（二）社区卫生服务整体信息管理系统的应用及特点

1. 系统运行配置要求

服务器：Intel Pentium III 800 MHz，256M RAM，40G 7200R/S 硬件环境和 MS Win 2000 Server 操作系统，MS SQL Server 2000 ；客户机：Intel Celenron 466 MHz（或同等及以上级别处理器），64M RAM，20G 硬件环境和 MS Windows 98 操作系统。

2. 系统原则

（1）个体信息查询的方便性：能够利用社会保障卡查询居民的全部医疗资料，可以实行远程查询。

（2）输入的简捷和可靠性：全部功能模块代码化输入，省去大量汉字录入，输入比较简单。居民健康档案的输入只需口诉其代码就可以完成输入，差错率显著减少。

（3）统计报表功能：各个功能模块均有手动和自动报表功能。常用报表自动生成，逐级递交。

（4）防错机制：整个系统具有一个独立的防错模块，如发现不合理的数据将做出提醒。

（5）医学统计分析的超前性：通过内置的 SAS 分析模型和 SPSS 分析模型，用户只要指定分析项目和分析方法，系统会通过其内置的 SAS 分析模型将数据填入，自动编写 SAS 程序并提交给 SAS 软件或 SPSS 软件进行分析，然后将分析结果截获，打印输出。给用户提供的是"端到端"的服务。简化了操作，提高了效率。

（6）软件掌握的简易性：系统的各个功能模块要具有多媒体语音导航功能，系统会跟踪你的操作步骤，用声音告诉操作者，当前环境中正确的操作方法，因而此软件无须说明书就可以正确地使用。

（7）具有用户管理和身份确认功能：系统能针对不同的用户组别、用户类型进行记录级的权限设置。

第三章　社区居民健康风险评估

第一节　危险因素

由于危险因素的存在,人类不断有健康问题的产生。因此,要不断提高人类健康水平,就要了解危险因素,并就危险因素对健康的危害进行评价。

一、危险因素的特点

1. 潜伏期长

人群长期、反复接触危险因素之后才能发生疾病,且潜伏期不易确定。例如,吸烟是肺癌的一个危险因素,肺癌患者往往在吸烟史长达数十年之后才发病,因此人们容易忽视病因与结果之间的联系。不良的膳食结构,如高盐、高脂饮食,经过长年累月的作用,才能引起心脑血管系统疾病。潜伏期延长使危险因素与疾病之间的因果联系不易被确定,给疾病预防工作带来一定困难。因为要经过长时间接触暴露因素以后才发生疾病,同样又为危险因素干预提供了机会。

2. 联合作用明显

多种危险因素同时存在,可以明显增强致病危险性。如吸烟者同时接触石棉和其他有害金属粉尘,肺癌的发病率比单纯吸烟者增加几倍或十几倍。高血脂是冠心病发病的诱发因素,加上高血压引起血管内膜损伤促使脂质在血管内膜沉积加剧了冠心病发病率。烟草中的有害成分刺激血管内膜损伤,使血氧量降低,增加心脏负担,这些因素的联合作用,使冠心病发生的概率进一步增加。

3. 特异性弱

危险因素对健康的作用,往往是一种危险因素与多种疾病有联系,也可能是多种危险因素引起一种慢性病。如吸烟是引起肺癌、支气管炎、心脑血管系统疾病和胃溃疡等多种疾病的危险因素。食物中纤维素减少,是结肠癌、糖尿病和冠心病的危险因素。冠心病发生又与高脂饮食、盐摄入量过多、吸烟、紧张、静坐作业方式和肥胖等多种因素有关。由于危险因素与疾病之间特异性弱,加上存在个体差异,容易引起人们对危险因素的忽视,健康促进显得尤为必要。

4. 广泛存在

危险因素广泛存在于人们日常生活之中,还没有引起人们的足够重视。社会心理因素、环境危险因素和行为生活方式中存在的危险因素,往往是潜在的、不明显的,需要经过长期暴露才能产生明显危害作用,这就增加了人们认识危险因素的困难程度。特别是不良行为方式已经形成习惯,要改变势必有一定困难。因此要预防疾病和提高健康水平,鉴于影响健康的危险因素广泛存在又和人们日常生活密切相关,必须进行深入持久的健康教育和健康促进活动,提高全民族的文化素质,使人们能自觉地避免日常生活方式中影响健康的各种危险因素,达到增进健康的目的。

二、危险因素的种类

引起人类疾病和死亡的危险因素种类很多,概括起来有环境危险因素、行为危险因素、生物遗传危险因素和医疗卫生服务中的危险因素四类。

(一) 环境危险因素

1.自然环境危险因素

(1)生物性危险因素。自然环境中影响健康的生物性危险因素如细菌、病毒、寄生虫、生物毒物及致病原等,是传染病、寄生虫病和自然疫源性疾病的直接致病原。这些疾病原因清楚,具有明显的地方性流行特征,在局部地区仍然是危害人群健康的主要疾病。

(2)物理化学危险因素。自然环境中的物理性因素如噪声、振动、电离辐射、电磁辐射等;化学性危险因素如各种生产性毒物、粉尘、农药、交通工具排放的废气等。化学性物质污染环境,是目前环境危险因素危害人类健康的严重问题之一。

2. 社会环境危险因素

人类健康不仅要受到自然环境的影响,社会经济条件对人类健康也产生重大作用。社会经济的发展程度与健康呈现密切的正相联系。先进的政治制度可以促进社会经济的发展和保障健康。相反,落后的经济与贫困是严重危害健康的因素。世界各国健康水平差别巨大,发达国家与发展中国家疾病类型和死因谱不同。在经济落后的发展中国家,由于贫困、营养不良、卫生设施落后和环境污染等,使传染病和营养不良引起的死亡占 5 岁以下儿童的 70%～90%,在落后的社会经济条件下,人口增长速度难以控制成为经济增长的又一个制约因素。

(二) 行为危险因素

行为危险因素是指由于自身行为生活方式而产生的健康危险因素,亦称自创性危险因素。随着医学模式转变,由不良行为生活方式引起的疾病对健康的危害程度日益加重。据统计,前 4 位主要死亡原因,心脏病、肿瘤、脑血管病和意外伤害占总死亡数 70%以上。上述 4 种疾病都与行为生活方式中的危险因素密切相关。此外,糖尿病、慢性支气管炎、艾滋病和性病等也与行为生活方式的危险因素密切相关。这些行为危险因素如吸烟、饮酒、毒物滥用、不合理膳食、缺乏体育锻炼、摄入盐过量、紧张和静坐作业方式、肥胖和不安全性行为等都是诱发各种疾病的行为危险因素。加强行为危险因素监测，进行行为干预，提倡健康文明的生活方式，是提高健康水平和生活质量的重要措施。

（三）生物遗传危险因素

影响健康的危险因素还有由于人类生物遗传因素造成的危险因素。随着分子生物学和遗传基因研究的发展，遗传特征、家族发病倾向、成熟老化和复合内因学说等都已经在分子生物学的最新成就中找到客观依据。在人类进入 21 世纪之际，分子生物学的成就使得从分子水平上阐明一些遗传性疾病的物质基础变为可能，将为防止这一类疾病的发生提供有效的生物学基础。

（四）医疗卫生服务中的危险因素

医疗卫生服务中影响健康的危险因素，是指医疗卫生服务系统中存在各种不利于保护并增进健康的因素，医疗质量低、误诊漏诊、医院交叉感染等都是直接危害健康和影响医疗质量的因素。广义而言，医疗资源合理布局的程度，初级卫生保健网络的健全程度，城乡卫生人力资源配置悬殊以及重治疗轻预防的倾向和医疗保健制度不完善等，都是可能危害人群健康的因素，值得引起重视。

分析危险因素对健康的影响以及采取干预措施是预防医学各门学科的共同职能。对环境危险因素和医疗卫生服务中的危险因素评价及干预，将在预防医学其他学科专题介绍。

三、危险因素的作用过程

随着医学科学技术的发展，对慢性非传染性疾病的病程演变过程有了一些规律性认识，根据 L. Robbins 和 J. Hall 的建议，将慢性病自然史分为 6 个阶段。

1. 无危险阶段

在这一阶段人们的周围环境和行为生活方式中不存在危险因素，预防措施是保持良好的生产生活环境和健康生活方式。通过健康教育使人们认识危险因素的有害影响，防止可能出现的危险因素。

2. 出现危险因素

随着年龄增加和环境改变，在人们的生产、生活环境中出现了危险因素，由于作用时间短暂及程度轻微，危险因素并没有产生明显危害，或者对人体危害作用还不易被检出。如果进行环境因素检测或行为生活方式调查，能够发现危险因素的存在。

3. 致病因素出现

随着危险因素数量增加及作用时间延长,危险因素转化为致病因素对机体产生危害的作用逐渐显现。这一时期人们处在可能发生疾病的危险阶段,由于机体防御机制的作用以及致病因素的弱化,疾病尚不足以形成。如果及时采取干预阻断措施,停止危险因素作用,可以阻止疾病发生。

4. 症状出现

这一阶段疾病已经形成,症状开始出现,疾病已经形成可逆的形态功能损害,用生理生化的诊断手段可以发现异常的变化。用筛检手段在正常人群中及时发现无症状患者是有效的预防策略,通过早期发现病人、早期治疗,及时阻止危险因素的作用,使病程逆转恢复健康是可能的。

5. 体征出现

症状和体征可能并行或程度不一地先后出现。患者发现形态或功能障碍,患者因症状和体征明显而主动就医,即使停止危险因素的继续作用,一般不易改变病程。采取治疗措施可以改善症状和体征,推迟伤残和减少劳动能力的丧失。

6. 劳动力丧失

劳动力丧失是疾病自然发展进程的最后阶段。由于症状加剧,病程继续发展,丧失生活和劳动能力。这个阶段的主要措施是康复治疗。

从慢性非传染性疾病自然史的 6 个发展阶段与危险因素作用的关系可以看出,目前临床医学的重点一般起始于疾病的第 4 个阶段,即在病人出现症状体征后主动找医师诊治疾病。运用筛检手段在健康人群中发现无症状患者能够及时有效治愈早期患者,具有积极的意义,这也是起始于疾病自然史的第 3 个阶段。而健康危险因素评价则从疾病自然史的第 1 个阶段开始,即是在疾病尚未出现时针对危险因素的作用予以注意,通过评价危险因素对健康的影响,通过健康促进教育人们保持健康的生活方式,防止危险因素的作用。在危险因素出现的早期,测定危险因素的严重程度,分析这些因素对健康可能造成的危害,预测疾病发生的概率,可减少危险因素的危害。因此,从疾病自然史的观点分析,健康危险因素评价的对象是健康人群,是一项推行积极的健康促进措施、预防慢性非传染性疾病的有效手段。

第二节　基于生存年龄预测的健康危险因素评价方法

健康危险因素评价(health risk factors appraisal)是研究危险因素与慢性病发病及死亡之间数量依存关系及其规律的一种技术方法。它研究人们在生产环境、生活方式和医疗卫生服务中存在的各种危险因素对疾病发生和发展的影响程度,通过改变生产和生活环境,改变人们不良的行为生活方式,降低危险因素的作用,从而延长寿命的程度。健康危险因素评价的目的是促进人们改变不良的行为生活方式,降低危险因素,提高生活质量和改善人群健康水平。

　　健康危险因素评价是由 Robbins 和 Lewis 两位临床医师在总结临床经验的基础上提出来的。临床医师根据慢性病患者危险因素的严重程度来预测患者疾病恢复的可能性以及估计患者预后,这些临床医师将通常使用的医学回顾方法转变成对人群进行医学前瞻,即对健康人群根据存在危险因素的严重程度估计疾病发生及死亡的可能概率。这种设想在美国 Framingham 心脏病前瞻性研究中得到证实。20 世纪 70 年代,Robbin 和 J. H. Hall 出版了《怎样进行医学前瞻》(How to practice prospective medicine)一书,系统论述了根据危险因素的程度定量研究慢性非传染性疾病发病及死亡概率的原理和方法,为健康危险因素评价的发展奠定了理论基础。

一、资料收集

(一) 收集年龄、性别和疾病分类的发病率或死亡率资料

　　通过死因报告和疾病监测获得有关资料,也可通过回顾性调查获得人群患病率和死亡率资料。

　　健康危险因素评价要阐述疾病的危险因素与发病率及死亡率之间的数量联系,选择哪一种疾病作为研究对象,对取得结论及合理解释非常重要。通常选择主要的疾病列为调查对象,选择一种疾病而不选择一类疾病,因为一种疾病的危险因素比较明确,可以进行评价;而一类疾病由多种疾病组成,不易于确定相应的危险因素进行评价,如选择冠心病,而不选心血管系统疾病;选择肺癌和肠癌而不选全部肿瘤。有的疾病目前还不能找到确定具有因果联系的危险因素,也不宜列入评价的疾病之列。一般是选择当地该年龄组最重要的具有确定危险因素的 10～15 种疾病列为评价对象。

(二) 收集危险因素资料

　　一般采用问卷调查和自填方式收集行为生活方式、环境危险因素和医疗卫生服务中的危险因素,通过询问疾病史、体格检查和实验室检查结果可以提供重要的资料。

　　需要收集的危险因素,可以分成下列 5 类:

　　(1) 行为生活方式,如吸烟、饮酒、体力活动和使用安全带等。

　　(2) 环境因素,如经济收入、居住条件、家庭关系、生产环境、心理刺激和工作紧张程度等。

　　(3) 生物遗传因素,如年龄、性别、种族、疾病遗传史和身高、体重等。

　　(4) 医疗卫生服务,如定期体格检查、X 线检查、直肠镜检查、乳房检查和阴道

涂片检查等。

（5）疾病史除上述 4 类因素外，还应详细询问患病史、症状、体征及相应检查结果。如原因不明肛门出血、慢性支气管炎、糖尿病和高血压；婚姻状况和生育史：初婚年龄、妊娠年龄、生育胎数等；家庭疾病史：家庭中是否有人患冠心病、糖尿病、乳腺癌、直肠癌、自杀和高血压等。

根据病因学研究的最新结果，下列疾病与危险因素之间的联系已经比较明确，它们是：

（1）冠心病。与收缩压、舒张压、糖尿病史、体力活动、吸烟、体重、家族遗传史和血清胆固醇含量有阳性联系。

（2）车祸。酒后驾车是一个重要危险因素，另外还有平均驾车里程、服用药物（兴奋剂、镇静剂等），安全带使用程度等。

（3）乳腺癌。家族史，如母亲和姐妹中有乳腺癌史，则患病危险因素增高。有无定期乳房自我检查及医学检查也是一个重要测定指标。患者年龄和哺乳史也是测定危险因素的重要参考指标。

（4）子宫颈癌。社会地位和经济状况低下，性生活开始年龄和结婚年龄早，是否定期做阴道涂片检查。

（5）肠癌。肠息肉、肠出血、肠壁溃疡和肠炎都是肠癌的危险因素。有无定期肛指检查、直肠镜检查和大便隐血试验是早期发现肠癌的重要手段。以往患有血吸虫病是诱发肠癌的一个危险因素。

（6）肺癌。吸烟是肺癌的重要危险因素，故应详细询问吸烟量、吸烟时间和开始吸烟年龄，被动吸烟也是肺癌的危险因素。

（7）肝硬化。饮酒是肝硬化的一个重要危险因素，应详细询问饮酒种类、饮酒量和饮酒时间。肝炎史和血吸虫病史亦是预测肝硬化危险因素的参考指标。

（8）糖尿病。年龄、体重、高血压和家族史等。

（9）脑血管病。主要危险因素有高血压、高胆固醇血症、糖尿病及吸烟等，高盐摄入量是诱发高血压的危险因素。年龄、紧张与缺乏体力活动也是诱发脑血管疾病的危险因素。

（10）肺结核。是否定期作 X 线检查，有无阳性接触史。经济社会地位低下是诱发肺结核的危险因素。

（11）自杀。抑郁、应激突发事件的能力与家族史是自杀的重要危险因素。

（12）肺气肿。吸烟、慢性支气管炎等。

表 3-1 某地某 41 岁男性健康危险因素评价表

死亡原因	死亡概率 (1/10 万)	疾病诱发因素	指标值	危险分数	组合危险分数	存在死亡危险	根据医生建议改变危险因素	新危险分数	新组合危险分数	新存在死亡危险	降低量	危险降低程度百分数
(1)	(2)	(3)	(4)	(5)	(6)	(7)	(8)	(9)	(10)	(11)	(12)	(13)
冠心病	1877	血压 (kPa)	16.0/9.3	0.4	1.91	358.07	—	0.4	0.11	206.47	3378.6	47%
		胆固醇 (mmol/L)	192	0.6			—	0.6				
		糖尿病史	无	1.0				1.0				
		体力活动	坐着工作	2.5			定期锻炼	1.0				
		家族史	无	0.9			—	0.9				
		吸烟	不吸	0.5			—	0.5				
		体重	超重 30%	1.3			降到平均体重	1.0				
车祸	285	饮酒	不饮	0.5	1.9	541.5	—	0.5	1.9	541.5	0	0
		驾车里程	25000 公里/年	2.5			—	2.5				
		安全带使用	90%	0.8			100%	0.8				
自杀	264	抑郁	经常	2.5	2.5	660.0	治疗抑郁	1.5	1.5	369.0	264.0	4%
		家族史	无	1.0			—	1.0				
肝硬化	222	饮酒	不饮	0.1	1.0	22.2	—	0.1	0.1	22.2	0	0
脑血管病	222	血压 (kPa)	16.0/9.3	0.4	0.19	42.18	—	0.4	0.19	42.18	0	0
		胆固醇 (mmol/L)	192	0.6			—	0.6				
		糖尿病史	无	1.0			—	1.0				
		吸烟	不吸	0.8			—	0.8				
肺癌	202	吸烟	不吸	0.2	0.2	40.4	—	0.2	0.2	40.4	0	0
慢性风湿性心脏病	167	心脏杂音	无	1.0	0.1	16.7	—	1.0	0.1	16.7	0	0
		风湿热	无	1.0			—	1.0				
		症状体征	无	0.1			—	0.1				

(续表)

死亡原因	死亡概率 (1/10万)	疾病诱发因素	指标值	危险分数	组合危险分数	存在死亡危险	根据医生建议改变危险因素	新危险分数	新组合危险分数	新存在死亡危险	降低量	危险降低程度百分数
(1)	(2)	(3)	(4)	(5)	(6)	(7)	(8)	(9)	(10)	(11)	(12)	(13)
肺炎	111	饮酒	不饮	1.0	1.0	111.0		1.0	0.1	111.0	0	0
		肺气肿	无	1.0			—	1.0				
		吸烟	不吸	1.0				1.0				
肠癌	111	肠息肉	无	1.0	1.0	111.0	—	1.0	0.3	33.3	77.7	1%
		肛门出血	无	1.0			—	1.0				
		肠炎	无	1.0			—	1.0				
		直肠镜检查	无	1.0			每年检查一次	0.3				
高血压心脏病	56	血压(kPa)	136.6/19.3	0.4	0.7	39.2		1.0	0.4	22.4	16.8	0.2%
		体重	超重30%	1.3			降到平均体重					
肺结核	56	X线检查	阴性	0.2	0.2	11.2	—	0.2	0.2	11.2	0	0
		结核活动	无	1.0			—	1.0				
		经济和社会地位	中等	1.0			—	1.0				
其他	1987			1.0	1987			1.0	1987	0	0	
合计	5560				7167.45				3430.35	3737.1	52.2%	

二、资料分析

(一) 将危险因素转换成危险分数

这是评价危险因素的关键步骤,只有将危险因素转换成危险分数才能对危险因素进行定量分析。危险因素相当于平均水平时,危险分数定为 1.0,平均危险分数为 1.0 时,即个体发生某种疾病死亡的概率相当于当地死亡率的平均水平。危险分数>1.0 时,则个体发生疾病死亡的概率大于当地的平均死亡率水平。危险分数越高,死亡概率越大;反之,如危险分数<1.0,则个体发生疾病死亡的概率小于当地死亡率的平均水平。危险因素与病死率之间的数量依存关系是通过危险分数转换这个中间环节来实现的。

危险分数转换一般可采用两种方法:

(1) 通过多元回归分析将危险因素与死亡率之间的函数关系,用数学公式表达危险因素严重程度与疾病死亡率之间的定量联系,这是依靠大量病因学和流行病学研究成果积累而成的。

（2）采用经验评估方法,邀请一部分不同专业的专家,参照目前病因学与流行病学研究的已有成就,对危险因素与病死率之间联系的密切程度,提出不同疾病存在危险因素的平均水平和不同分数值,供危险因素评价之用。

目前在进行计算时可采用 Geller－Gesner 危险分数表。表 3-2 列出了 Geller－Gesner 表中 40～44 岁男性危险分数转换值,供参考应用。

如果个人危险因素值在表上介于相邻两组之间,可以选用两个指标间相邻值或用内插法计算平均值。如表 3-1 中的 41 岁男性胆固醇测量值为 4.95mmol/L（192mg/dl）,从表 3-2 中查不到该危险因素测量值及其危险分数,但根据与 5.7mmol/L（220mg/dl）和 4.6mmol/L（180mg/dl）相对应的危险分数 1.0 和 0.5,用内插法可计算得到 4.95mmol/L（192mg/dl）的危险分数为 0.6。

表 3-2 危险分数转换表（部分年龄组,男性 40～44 岁）

死亡原因	危险指标	测量值	危险分数
冠心病	收缩压 kPa(rnmHg)	26.6(200)	3.2
		23.9(180)	2.2
		21.3(160)	1.4
		18.6(140)	0.8
		16.0(120)	0.4
	舒张压 kPa(rnmHg)	14.1(106)	3.7
		13.3(100)	2
		12.5(94)	1.3
		11.7(88)	0.8
		10.9(82)	0.4
	胆固醇〔(mmol/L)(mg/dl)〕	7.2(280)	1.5
		5.7(220)	1
		4.6(180)	0.5
	糖尿病史	有	3
		已控制	2.5
		无	1
	运动情况	坐着工作和娱乐	2.5
		有些活动的工作	1
		中度锻炼	0.6
		较强度锻炼	0.5
		坐着工作,有定期锻炼	1
		其他工作,有定期锻炼	0.5

（续表）

死亡原因	危险指标	测量值	危险分数
	家庭史	父母二人 60 岁以前死于冠心病	1.4
		父母之一 60 岁以前死于冠心病	1.2
		父母健在（＜60 岁）	1
		父母健在（≥60 岁）	0.9
	吸烟	吸雪茄或烟斗≥10 支/日	1.5
		吸雪茄或烟斗＜10 支/日	1.1
		吸雪茄或烟斗	1
		戒烟（不足 10 年）	0.7
		不吸或戒烟 10 年以上	0.5
		超重 75％	2.5
	体重	超重 50％	1.5
		超重 15％	1
		超重 10％以下	0.8
		降到平均体重	1
车祸	饮酒	频繁社交,明显无节制	5
		频繁社交,稍有节制	2
		适度和偶然社交	1
		不饮	0.5
	使用安全带	＜10％的时间	1.1
		10％～24％	1
		25％～74％	0.9
		75％～100％	0.8
	行车里程	每年行车里程÷10000＝危险分数	
自杀	抑郁	经常	2.5
		偶尔或没有	1.0
	家庭史	有	2.5
		无	1.0
肝硬化	饮酒	酗酒	12.5
		频繁社交,明显无节制	5.0
		频繁社交,稍有节制	2.0
		适度和偶然社交	1.0
		极少社交	0.2
		在症状出现之前戒酒	0.2
		不饮	0.1

（续表）

死亡原因	危险指标	测量值	危险分数
脑血管病	收缩压 kPa(mmHg)	26.6(200)	3.2
		23.9(180)	2.2
		21.3(160)	1.4
		18.6(140)	0.8
		16.0(120)	0.4
	舒张压 kPa(mmHg)	14.1(106)	3.7
		13.3(100)	2.0
		12.5(94)	1.3
		11.7(88)	0.8
		10.9(82)	0.4
	胆固醇〔(mmol/L) (mg/dl)〕	7.2(280)	1.5
		5.7(220)	1.0
		4.6(180)	0.5
	糖尿病史	有	3.0
		已控制	2.5
		无	0.0
	吸烟	吸香烟	1.2
		吸雪茄和烟斗	1.0
		戒烟	1.0
		不吸	0.8
肺癌	吸烟	40 支/日	2.0
		20 支/日	1.5
		10 支/日	1.1
		<10 支/日	0.8
		不吸	0.2
	雪茄和烟斗	≥5 次/日,吸入	1.0
		<5 次/日,不吸入	0.3
		戒烟	从原有危险分数中减去 0.2,再减去戒烟年数乘 0.1,但危险分数最好不能小于 0.2
慢性风湿性心脏病	心脏杂音	有	10
		已用药	1
		无	1

（续表）

死亡原因	危险指标	测量值	危险分数
	风湿热	有	10
		已用药	1
		无	1
	症状或体征	无	1
肺炎	饮酒	频繁社交活动	3
		适度或不饮酒	1
	肺气肿	有	2
		无	1
	吸烟	≥10 支	1.2
		不吸	1
肠癌	肠息肉	有	2.5
		无	1
	原因不明肛门出血	有	3
		无	1
	溃疡性结肠炎	≥10 年	4
		<10 年	2
		无	1
	每年直肠镜检查	无	1
		有	0.3
	胃酸过少	有	2
		每年用药	1.5
		无	1
高血压心脏病	收缩压 kPa(mmHg)	26.6(200)	3.2
		23.9(180)	2.2
		21.3(160)	1.4
		18.6(140)	0.8
		16.0(120)	0.4
	舒张压 kPa(mmHg)	14.1(106)	3.7
		13.3(100)	2
		12.5(94)	1.3
		11.7(88)	0.8
		10.9(82)	0.4

（续表）

死亡原因	危险指标	测量值	危险分数
	体重	超重75%	2.5
		超重50%	1.5
		超重15%	1
		超重10%以下	0.8
		降到平均体重	1
肺结核	X线检查	未做	1
		阴性	0.2
	结核活动	有	5
		无	

（二）计算组合危险分数

结果列举于表3-1（第1项）。许多流行病学调查结果证明，一种危险因素有可能对多种疾病产生作用；多种危险因素也可能对同一种疾病产生联合作用，这种联合作用对疾病的影响程度更趋强烈。文献报道石棉接触及吸烟对肺癌死亡率有联合作用，不吸烟与不接触石棉者的肺癌死亡率比值为1.0；不吸烟但有石棉接触史者肺癌死亡率比值为5.17；无石棉接触史有吸烟史肺癌死亡率比值为10.85；同时有吸烟史和石棉接触史者肺癌死亡率比值为53.24。文献还报道高血压与吸烟对冠心病发病具有相似的联合作用。将不吸烟无高血压史者冠心病发生的相对危险度定为1.0；有吸烟史无高血压者冠心病发病的相对危险度为3.3；无吸烟史有高血压者冠心病发病的相对危险度为5.9；两种危险因素并存者冠心病发病相对危险度为18.4。上述研究结果表明存在一种危险因素时，直接将危险因素转换成危险分数，数种危险因素并存的情况下要计算组合危险分数。

计算组合危险分数时需注意两种情况：

（1）与疾病相关的危险因素只有一项，如肺癌的危险因素只有吸烟一个危险因素可以测量时，组合危险分数就是将吸烟的危险分数列为危险分数；肝硬化的危险因素只有饮酒，这时就不考虑危险因素的联合作用。

（2）与死亡原因有关的危险因素出现多项时，组合危险分数的计算步骤是：①将危险因素>1.0的值分别减去1.0后的余值作为相加项；②≤1.0的各危险分数值作为相乘项；③相乘项之积和相加项之和相加，即得到该疾病的组合危险分数。例如：从表3-1第（3）栏和第（5）栏可以看出，冠心病的危险因素有7项，其中危险分数>1.0的有体力活动和体重超重30%两项，危险分数分别为2.5和1.3，其余5项的危险分数都≤1.0。计算组合危险分数的具体步骤列举如下：

相加项：2.5−1.0＋1.3−1.0＝1.8

相乘项：$0.4 \times 0.6 \times 1.0 \times 0.9 \times 0.5 = 0.108$

组合危险分数：$1.8 + 0.108 = 1.91$

（三）存在死亡危险

存在死亡危险是指在危险因素单独或联合作用下，某种疾病可能发生死亡的危险程度。等于疾病别平均死亡率乘以该疾病危险分数，即表 3-1 中的第（7）栏＝第（2）栏×第（6）栏。例如：40～44 岁组男性冠心病的平均死亡概率为 1877/10 万，现某 41 岁男性的冠心病组合危险分数为 1.91，则此人今后 10 年因冠心病存在的死亡危险为 1877×1.91，即等于 3585/10 万，比当地该人群平均死亡水平高 1.91 倍。

（四）计算评价年龄

评价年龄（appraisal age）是依据年龄和死亡率之间的函数关系，从死亡率水平推算得出的年龄值称为评价年龄。计算方法是将各种死亡原因的存在危险因素相加，得出总的死亡危险值。用合计存在死亡危险值查评价年龄表（见表 3-3），可得出评价年龄值。

健康评价年龄表左边一列是男性总的存在死亡危险值，右边一列是女性总的存在死亡危险值，中间部分最上面一行数值是个体实际年龄的最末一位数字，余下的主体部分是相应的评价年龄值。

以表 3-1 资料为例，该 41 岁男性总的存在死亡危险＝3585.07＋541.5＋660.0＋22.2＋42.18＋40.4＋16.7＋111.0＋111.0＋39.2＋11.2＋1987＝7167.45。查表 3-3，该数值介于 6830 和 7570 之间；该男性实际年龄为 41 岁，最末一位数字是 1，据此在中间部分相应的列中查出 6830 的评价年龄为 43 岁，7570 的评价年龄为 44 岁，两者平均为 43.5 岁，即为此人的评价年龄。

表 3-3　健康评价年龄表

实际年龄最末一位数						实际年龄最末一位数					
男性存在死亡危险	0 5	1 6	2 7	3 8	4 9	女性存在死亡危险	男性存在死亡危险	0 5	1 6	2 7	3 8	4 9	女性存在死亡危险

男性存在死亡危险	0	1	2	3	4	女性存在死亡危险	男性存在死亡危险	0	1	2	3	4	女性存在死亡危险
	5	6	7	8	9			5	6	7	8	9	
530	5	6	7	8	9	350	1230	13	14	15	16	17	490
570	6	7	8	9	10	350	1350	14	15	16	17	18	520
630	7	8	9	10	11	350	1440	15	16	17	18	19	550
710	8	9	10	11	12	360	1500	16	17	18	19	20	570
790	9	10	11	12	13	380	1540	17	18	19	20	21	600
880	10	11	12	13	14	410	1560	18	19	20	21	22	620
990	11	12	13	14	15	430	1570	19	20	21	22	23	640
1110	12	13	14	15	16	460	1580	20	21	22	23	24	660

（续表）

	实际年龄最末一位数							实际年龄最末一位数					
男性存在死亡危险	0	1	2	3	4	女性存在死亡危险	男性存在死亡危险	0	1	2	3	4	女性存在死亡危险
	5	6	7	8	9			5	6	7	8	9	
1590	21	22	23	24	25	690	10190	46	47	48	49	50	5000
1590	22	23	24	25	26	720	11160	47	48	49	50	51	5420
1590	23	24	25	26	27	750	12170	48	49	50	51	52	5860
1600	24	25	26	27	28	790	13230	49	50	51	52	53	6330
1620	25	26	27	28	29	840	14340	50	51	52	53	54	6850
1660	26	27	28	29	30	900	15530	51	52	53	54	55	7440
1730	27	28	29	30	31	970	16830	52	53	54	55	56	8110
1830	28	29	30	31	32	1040	18260	53	54	55	56	57	8870
1960	29	30	31	32	33	1130	19820	54	55	56	57	58	9730
2120	30	31	32	33	34	1220	21490	55	56	57	58	59	10680
2310	31	32	33	34	35	1330	23260	56	57	58	59	60	11720
2520	32	33	34	35	36	1460	25140	57	58	59	60	61	12860
2760	33	34	35	36	37	1600	27120	58	59	60	61	62	14100
3030	34	35	36	37	38	1760	29210	59	60	61	62	63	15450
3330	35	36	37	38	39	1930	31420	60	61	62	63	64	16930
3670	36	37	38	39	40	2120	33760	61	62	63	64	65	18560
4060	37	38	39	40	41	2330	36220	62	63	64	65	66	20360
4510	38	39	40	41	42	2550	38810	63	64	65	66	67	22340
5010	39	40	41	42	43	2780	41540	64	65	66	67	68	24520
5560	40	41	42	43	44	3020	44410	65	66	67	68	69	26920
6160	41	42	43	44	45	3280	47440	66	67	68	69	70	29560
6830	42	43	44	45	46	3560	50650	67	68	69	70	71	32470
7570	43	44	45	46	47	3870	54070	68	69	70	71	72	35690
8380	44	45	46	47	48	4220	57720	69	70	71	72	73	39250
9260	45	46	47	48	49	4600	61640	70	71	72	73	74	43200

（五）计算增长年龄

增长年龄（achievable age）指通过努力降低危险因素后可能达到的预期年龄。是根据存在的危险因素，提出可能降低危险因素的措施后按相同步骤计算的新的评价年龄。表 3-1 中的第（8）～（11）栏都是用来计算增长年龄，计算方法与计算评价年龄的计算方法相似。首先将医生根据评价对象存在危险因素的性质和程度所建议的可能改变的危险因素列于第（8）栏；然后根据降低或改变了的危险因素的指标值查表和计算所得的新危险分数、新组合危险分数、新存在死亡危险值分别填入第（9）～（11）栏；表 3-1 右底部列出了该 41 岁男性新的总死亡危险值为 3430.35，查表 3-3 得到增长年龄约为 36 岁。危险因素中属于行为危险因素如吸烟、饮酒、体力活动和体格检查等都属于可降低的危险因素,生化测定指标值及疾病史、家族史等属不可改变的因素。

(六) 计算危险因素降低程度

危险因素降低程度表示被测试者接受医生建议后降低危险因素的程度,用存在死亡危险降低的百分比(改变后死亡危险可能降低的绝对量/改变前总的存在死亡危险值)表示。表 3-1 中的第(12)栏是降低存在死亡危险的绝对量,由第(7)栏减去第(11)栏得出;第(13)栏为降低死亡危险程度的比例。例如,改变危险因素后,冠心病死亡危险降低的绝对量=3585.07－206.47＝3378.6,其占改变危险因素前总的存在死亡危险值的比例是 3378.6/7167.45×100％＝47％,依此类推。

三、个体评价

健康危险因素的个体评价,主要通过比较实际年龄、评价年龄和增长年龄三者之间的差别,以便了解危险因素对寿命可能影响的程度及降低危险因素之后寿命可能增长的程度。评价年龄高于实际年龄,说明被评价者存在的危险因素高于平均水平,即死亡概率可能高于当地同年龄性别组的平均水平。反之,危险因素低于平均水平,死亡率即可能低于当地同年龄性别组的平均水平。增长年龄与评价年龄之差数,说明被评价者接受医生建议后采取降低危险因素的措施,可能延长寿命的年数。根据实际年龄、评价年龄和增长年龄三者之间不同的量值,评价结果可以区分为以下四种类型:

1. 健康型

被评价者的评价年龄小于实际年龄属于健康型。如实际年龄为 47 岁的被评价者,其评价年龄为 43 岁,说明个体危险因素低于平均水平,预期健康状况良好,亦即 47 岁的个体可能经历 43 岁年龄者的死亡历程。当然进一步降低危险因素并不是没有可能,但进展有限。

2. 自创性危险因素型

被评价者评价年龄大于实际年龄,并且评价年龄与增长年龄之差值大,这种类型个体的评价年龄大于实际年龄,说明危险因素平均水平较高。评价年龄与增长年龄相差较大,说明这些危险因素属自创性,通过降低危险因素的措施,有可能明显延长预期寿命。

3. 难以改变的危险因素型

被评价者的评价年龄大于实际年龄,但是评价年龄与增长年龄之差较小。例如,个体实际年龄 41 岁,评价年龄 47 岁,增长年龄 46 岁,评价年龄与增长年龄之差为 1 岁。这种类型说明个体的危险因素主要来自生物遗传因素与既往及目前疾病史。通常不易改变这些因素,因此,降低这类危险因素的可能性较小,延长预期寿命的余地不大。

4. 一般危险型

评价年龄接近实际年龄,预期死亡过程相当于当地平均水平。因此,危险因素接近于轻微危害程度,降低危险因素的可能性有限,增长年龄和评价年龄接近。

第三节　基于量化研究的健康风险评价方法

20世纪70年代中期,不少学者将健康危险因素按严重程度转化为危险分数,也就是将定性指标转换成定量指标进行分析。本节探讨利用制定分值的方法进行量化研究健康风险。

一、研究过程

1. 界定个人健康项目

健康因素的风险评估是近年来研究健康与疾病发展的重要工具,特别在预测疾病危险因素的发展方面有重要意义,本研究将利用国外先进风险评估软件的基本框架,结合国内实践,特别是本社区卫生服务中心多年来社区诊断的实际经验,对个人健康项目进行专项研究,并就个人健康项目的专项研究进行风险评估软件制定的基础研究。

2. 制定健康风险评估软件

利用博弈论、运筹学、综合数理分析理论,在信息论研究的基础上,利用 C++ 语言构架,建立软件。

3. 健康风险评估软件的社区应用

健康风险评估软件是否适合社区健康人群和疾病人群的健康因素界定,应当在现场进行实践应用。本研究将利用健康人群和疾病人群本身具体情况与风险评估情况的相关性探讨该风险评估软件的实用性,以便进一步完善该软件,及时在全国社区推广。

二、研究方法

(1) 特尔菲方法制定个人健康项目。

(2) 风险评估软件的制定。

(3) 风险评估软件的应用,采用相关分析方法。

三、风险评价项目

1 一般情况

1.1 性别：

　　①男　　　　　　②女

1.2 年龄：

　　① ≤18　　　　②18～35 岁　　　③36～50 岁　　　④ 51～60 岁　　　⑤≥60 岁

1.3 血压(mmHg)：

　　①90～139/60～89 mmHg　　　　②140～159/90～99mmHg　　　　③≥160/100mmHg

1.4 BMI(体重指数)：

　　①18.5～22.5　②23～24.9　　　③25～29.9　　　④≥30 或 ≤18

1.5 家庭年人均收入：

　　①1000 元以下　②1000—3000 元　③3000—5000 元　④5000—10000 元　⑤1 万元以上

1.6 医保情况：

　　① 城镇职工基本医疗保险　　　② 公费医疗　　　③ 商业保险　　　④ 自费

　　⑤ 合作医疗

1.7 婚姻：

　　①已婚　　　　　②离婚　　　　③丧偶　　　　④未婚

1.8 学历：

　　①文盲　　　　　②小学　　　　③初中　　　　④ 高中或中专　　　⑤大学及以上

1.9 职业：

　　① 工人/服务人员　② 农民/农民工③ 军人　　　④ 干部或职员　　　⑤ 无职业者

　　⑥ 自由职业　　　⑦ 学生　　　　⑧离退休　　　⑨其他

2 知识

2.1 您知道自己的身高吗？

2.2 您知道自己的体重吗？

2.3 您知道自己的血压吗？

2.4 您知道自己的血糖吗？

3 行为及生活方式

3.1 吸烟吗？

　　①目前吸烟　平均每天吸　　10 支以下　10 支～20 支　20 支以上

　　②已戒烟　　戒烟1 年以内　1～5 年　　5 年以上

　　③未吸过烟

3.2 您每天吃多少脂肪含量高的食品？

　　(例如:肥肉、猪油、黄油、动物内脏、奶酪、油炸食品或鸡蛋,1 份为 1 两肥肉或 1 个鸡蛋,1

　　两＝50g)

　　①很少或从来不吃　② 每天1 份　③每天 2 份　　　④每天 3 份

3.3　您每天平均食盐是否高于 6 克？

①经常　　　　②偶尔　　　　③从不

3.4　您是否经常服用兴奋剂或镇静安眠药(包括处方药)来帮助您放松,或影响您的状态？

①几乎每天　　②有时　　　　③几乎不

3.5　您平均每天饮用大于 1 份含酒精饮料的程度？

(一份含酒精饮料＝1 罐啤酒、或 1 两 50mL 红酒、或半两白酒及相同酒精含量酒的量)

①几乎每天　　②有时　　　　③几乎不

3.6　您每周平均参加多少次使您心跳、呼吸加快,每次持续在 20 分钟以上的体育锻炼和工作？

(例如：跑、跳、游泳、球类运动、快走、打拳、重体力劳动、砍伐、举重物、挖土、挑、抬、搬运
等)

①每周最少 3 次 ② 每周 1～2 次　③每周少于 1 次

3.7　您每天吃多少高纤维的食品？

(例如：全谷类制品、新鲜水果或蔬菜？ 一份：相对于 1 两主食、或 4 两蔬菜、或 4 两水果)

①很少或从来不吃　　　　② 每天 1 份　　③每天 2 份

3.8　您平时的交通工具是什么？(只选一项)

①步行　　　　②自行车　　　　③公共汽车/地铁/班车　　　　④小汽车

⑤ 电动自行车　⑥摩托车/轻骑

4　生活质量

4.1　在过去一年里,您是否遇到下列事件？

(例如：失业/下岗,离婚,分居,夫妻严重争执,家属或本人重病或伤残,家属或本人受刑事
纪律处分,亲人入狱,免去职务,财产损失或亲友死亡等)

①没有遇到　　② 遇到一种　　③遇到两种或两种以上

4.2　您是否在精神上常感到紧张、焦虑或沮丧？

①从不　　　　②很少　　　　③有时　　　　④ 经常

4.3　在过去一年里,您有多少天因为患病不能上班？

①无　　　　②5 天以内　　　③ 6～15 天　　　④16 天或更多

4.4　总的来说,您与您的家人和朋友的关系是否和谐？

①很和谐　　　②一般　　　　③不太和谐　　　④不能肯定

4.5　与同龄人相比,您以为您的健康状况如何？

①很好　　　　②好　　　　③一般　　　　④不好

4.6　您平均每天工作时间是否超过 8 小时的频率？

①从来没有　　②偶尔　　　　③经常

4.7　您平均每天晚上睡觉是否少于 8 个小时的频率？

①从来没有　　②偶尔　　　　③经常

4.8　过去的 4 周里,您的健康问题是否影响您的工作效率？

①没有影响过　　②有时候有影响　　③大多数时间有影响　　　　④总是在影响

4.9　在过去的 2 周内,您平均每天花了多少时间用在照顾生病的孩子、父母或其他的亲戚而没

能上班?(包括送孩子就诊、看护生病的孩子或父母、上班打电话给医生或健康保险公司)

　　① <1 小时　　② 1~5 小时　　③5 小时以上

4.10　总的来说,您对生活的满意程度如何(包括个人和事业方面)?

　　①非常满意　　② 部分满意　　③不满意

5　疾病情况

5.1　您的家庭成员是否有(包括兄弟、姐妹、父亲、母亲、爷爷、奶奶、姥姥、姥爷)下列疾病?

病种	是	否	不清楚
高血压			
糖尿病			
癌症			

5.2　您是否有下列疾病?

病　种	从没有	得过	目前有	
			未治疗	正在治疗
癌症				
糖尿病				
心脏病				
高血压				
脑卒中				
慢性支气管炎或肺气肿				
胃病				
痛风				
高血脂				
哮喘				
偏头痛				
抑郁症				
更年期综合征				
骨质疏松征				
腰背疼				
乙型肝炎				
过敏				
失眠				
其他疾病				

6　健康维护情况

6.1　您上次是什么时间做下列健康体检的?

项　目	不到 1 年	1～2 年	2～3 年	3 年以上	无
生化检查					
大肠癌筛查					
肝癌筛查					
肺癌筛查					

6.2　只对妇女:是什么时间做下列体检的?

项　目	不到 1 年	1～2 年	2～3 年	3 年以上	无
宫颈涂片					
妇科 B 超检查					
乳腺 X 线或红外线检查					

6.3　只对男性:是什么时间做下列体检的?

项　目	不到 1 年	1～2 年	2～3 年	3 年以上	无
前列腺检查					

6.4　在过去一年,您做过下列事情有多少次?

项　目	0 次	1～2 次	3～5 次	6 次或更多
看西医				
看中医				
急诊				
住院				
打电话咨询健康				
阅读或网上查询自我保健知识				

第四章 基于健康管理的社区常见慢性病干预

第一节 基于健康管理的社区高血压病患者的干预

一、社区高血压病患者干预内容

（1）针对的是辖区内 35 岁及以上原发性高血压病患者。

（2）对辖区内 35 岁及以上常住居民，每年在其第一次到社区卫生服务中心（站）、乡镇卫生院（村卫生室）就诊时为其测量血压。对第 1 次发现收缩压≥140mmHg 和（或）舒张压≥90mmHg 的居民在去除可能引起血压升高的因素后预约其复查，非同日 3 次血压高于正常，可初步诊断为高血压。如有必要，建议转诊到上级医院确诊，2 周内随访转诊结果，对已确诊的原发性高血压患者纳入高血压患者健康管理。对可疑继发性高血压患者，及时转诊。建议高危人群每半年至少测量 1 次血压，并接受医务人员的生活方式指导。

（3）对原发性高血压患者，社区卫生服务中心（站）、乡镇卫生院（村卫生室）每年要提供至少 4 次面对面的随访。①测量血压并评估是否存在危急症状，如出现收缩压≥180mmHg 和（或）舒张压≥110mmHg；意识改变、剧烈头痛或头晕、恶心呕吐、视力模糊、眼痛、心悸胸闷、喘憋不能平卧及处于妊娠期或哺乳期同时血压高于正常等危险情况之一，或存在不能处理的其他疾病时，须在处理后紧急转诊。对于紧急转诊者，乡镇卫生院、村卫生室、社区卫生服务中心（站）应在 2 周内主动随访转诊情况。②若不需紧急转诊，询问上次随访到此次随访期间的症状。③测量体重、心率，计算体质指数（BMI）。④询问患者症状和生活方式，包括心脑血管疾病、糖尿病、吸烟、饮酒、运动、摄盐情况等。⑤了解患者服药情况。⑥根据患者血压控制情况和症状体征，对患者进行评估和分类干预。对血压控制满意、无药物不良反应、无新发并发症或原有并发症无加重的患者，预约下一次随访时间；对第一次出现血压控制不满意，即收缩压≥140mmHg 和（或）舒张压≥90mmHg，或药物不良反应的患者，结合其服药依从性，必要时增加现用药物剂量、更换或增加不同类的降压药物，2 周时随访；对连续两次出现血压控制不满意或药物不良反应难以控制以及出现新的并发症或原有并发症加重的患者，建议其转诊到上级医院，2 周内主动随访转诊情况。⑦对所有的患者进行有针对性的健康教育，与患者一起制定生活方式改进目标并在下一次随访时评估进展。告诉患者出现哪些异常时应立即就诊。⑧高血压患者每年应至少进行 1 次较全面健康检查,可与随访相结合。内容包括血压、体重、空腹血糖,一般体格检查和视力、听力、活动能力的一般检查。有条件的地区建议增加血钾浓度、血钠浓度、血常规、尿常规(或尿微量白蛋白)、大便潜血、血脂、眼底、心电图、B 超等检查,老年患者建议进行认知功能和情感状态初筛检查。

二、社区高血压患者干预要求

社区高血压患者的健康干预流程如图 4-1、图 4-2 所示。干预要求如下:

(1) 社区高血压患者的健康管理由医生负责,应与门诊服务相结合,对未能按照管理要求接受随访的患者,社区卫生服务中心(站)、乡镇卫生院(村卫生室)医务人员应主动与患者联系,保证管理的连续性。

(2) 随访包括预约患者到门诊就诊、电话追踪和家庭访视等方式。高血压患者随访服务记录表见《国家基本公共卫生服务规范(2009 年版)》。

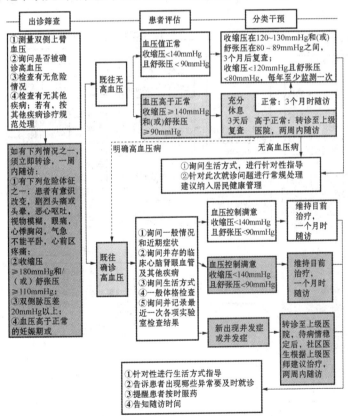

图 4-1　社区高血压患者初诊的健康干预流程图

（3）社区卫生服务中心（站）、乡镇卫生院（村卫生室）可通过本地区社区卫生诊断和门诊服务等途径筛查和发现高血压患者。对于血压值为 130～139/85～89mmHg 的正常高值人群，建议每半年测量 1 次血压。有条件的地区，对人员进行规范培训后，可参考《中国高血压防治指南》对高血压患者进行健康管理。

（4）积极应用中医药方法开展高血压患者健康管理服务。

（5）加强宣传，告知服务内容，使更多的患者和居民愿意接受服务。

（6）每次提供服务后及时将相关信息记入患者的健康档案。

（7）高血压患者健康干预的评价指标：①高血压患者健康管理率＝年内已管理高血压人数/年内辖区内高血压患病总人数×100％。辖区高血压患病总人数估算：辖区常住成年人口总数×成年人高血压患病率（通过当地流行病学调查、社区卫生诊断获得或是选用本省（全国）近期高血压患病率指标）。②高血压患者规范管理率＝按照要求进行高血压患者管理的人数/年内管理高血压患者人数×100％。③管理人群血压控制率＝最近一次随访血压达标人数/已管理的高血压人数×100％。

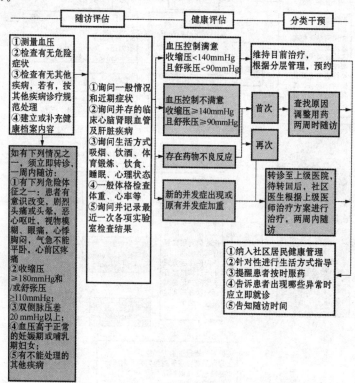

图 4-2　社区高血压患者随访的健康管理流程图

三、社区高血压患者健康干预流程

说明:在社区高血压患者初诊、随访的健康管理流程图 4-1、图 4-2 中以不同的深浅表示患者的处理方式。图中为淡色为所有适用对象均应完成的内容;图中为较深色表示患者应在社区卫生服务机构中接受处理,但需社区责任医生给予额外关注;图中为深色表示患者病情较危重,须引起高度注意,应立即转诊。

第二节　基于健康管理社区 2 型糖尿病患者的干预

一、社区 2 型糖尿病患者健康管理的内容

(1) 社区 2 型糖尿病患者的服务对象是辖区内 35 岁及以上 2 型糖尿病患者。

(2) 社区 2 型糖尿病患者第 1 次前来社区卫生服务机构接受服务的居民,目的是对居民进行筛查,及时发现患者以及将已经确诊的患者纳入健康管理。

(3) 社区 2 型糖尿病筛查中,对发现的 2 型糖尿病高危人群进行有针对性的健康教育,建议其每年至少测量 1 次空腹血糖和 1 次餐后 2 小时血糖,并接受医务人员的生活方式指导。

(4) 对确诊的 2 型糖尿病患者,社区卫生服务中心(站)、乡镇卫生院(村卫生室)要提供每年至少 4 次的面对面随访。①测量空腹血糖和血压,并评估是否存在危急症状,如出现血糖>16.7mmol/L 或血糖<3.9mmol/L;收缩压≥180mmHg 和/或舒张压≥110mmHg;有意识改变、呼气有烂苹果样丙酮味、心悸、出汗、食欲减退、恶心、呕吐、多饮、多尿、腹痛、有深大呼吸、皮肤潮红;持续性心动过速(每分钟心率超过 100 次);体温超过 39℃或有其他的突发异常情况,如视力突然骤降、妊娠期及哺乳期同时血糖高于正常等危险情况之一,或存在不能处理的其他疾病时,须在处理后紧急转诊。对于紧急转诊者,社区卫生服务中心(站)、乡镇卫生院(村卫生室)应在 2 周内主动随访转诊情况。②若不需紧急转诊,询问上次随访到此次随访期间的症状。③测量体重,计算体质指数(BMI),检查足背动脉搏动。④询问患者疾病史、生活方式,包括心脑血管疾病、吸烟、饮酒、运动、主食摄入情况等。

(5) 了解患者服药情况。

(6) 根据患者血糖控制情况和症状体征,对患者进行分类干预。①对血糖控制满意(空腹血糖值<7.0mmol/L),无药物不良反应、无新发并发症或原有并发症无加重的患者,预约进行下一次随访。②对第 1 次出现空腹血糖控制不满意(空腹血糖值≥7.0mmol/L)或药物不良反应的患者,结合其服药依从性,必要时,增

加现有药物剂量、更换或增加不同类的降糖药物,2周时随访。③对连续两次出现空腹血糖控制不满意或药物不良反应难以控制以及出现新的并发症或原有并发症加重的患者,建议其转诊到上级医院,2周内主动随访转诊情况。

(7) 对所有的患者进行针对性的健康教育,与患者一起制定生活方式改进目标并在下一次随访时评估进展。告诉患者出现哪些异常时应立即就诊。

(8) 社区2型糖尿病患者每年至少应进行1次较全面的健康检查,可与随访相结合。内容包括血压、体重、空腹血糖,一般体格检查和视力、听力、活动能力、足背动脉搏动检查,有条件的地区建议增加糖化血红蛋白、尿常规(或尿微量白蛋白)、血脂、眼底、心电图、胸部X线片、B超等检查,老年患者建议进行认知功能和情感状态初筛检查。

二、社区2型糖尿病患者健康管理的要求

(1) 社区2型糖尿病患者的健康管理由医生负责,应与门诊服务相结合,对未能按照健康管理要求接受随访的患者,社区卫生服务中心(站)、乡镇卫生院(村卫生室)应主动与患者联系,保证管理的连续性。

(2) 随访包括预约患者到门诊就诊、电话追踪和家庭访视等方式。"2型糖尿病患者随访服务记录表"见《国家基本公共卫生服务规范(2009年版)》。

(3) 社区卫生服务中心(站)、乡镇卫生院(村卫生室)要通过本地区社区卫生诊断和门诊服务等途径筛查和发现2型糖尿病患者,掌握辖区内居民2型糖尿病患者的患病情况。

(4) 积极应用中医药方法开展糖尿病患者健康管理服务。

(5) 加强宣传,告知服务内容,使更多的患者愿意接受服务。

(6) 每次提供服务后及时将相关信息记入患者的健康档案。

(7) 糖尿病患者健康管理的评价指标:①糖尿病患者健康管理率=年内已管理糖尿病人数/年内辖区内糖尿病患病总人数×100%。辖区糖尿病患病总人数估算:辖区常住成年人口总数×成年人糖尿病患病率(通过当地流行病学调查、社区卫生诊断获得或是选用本省(全国)近期2型糖尿病患病率指标)。②糖尿病患者规范健康管理率=按照要求进行糖尿病患者健康管理的人数/年内管理糖尿病患者人数×100%。③管理人群血糖控制率=最近一次随访空腹血糖达标人数/已管理的糖尿病患者人数×100%。

三、社区2型糖尿病患者健康管理的流程

1. 社区2型糖尿病患者初诊的健康管理流程图(见图4-3)

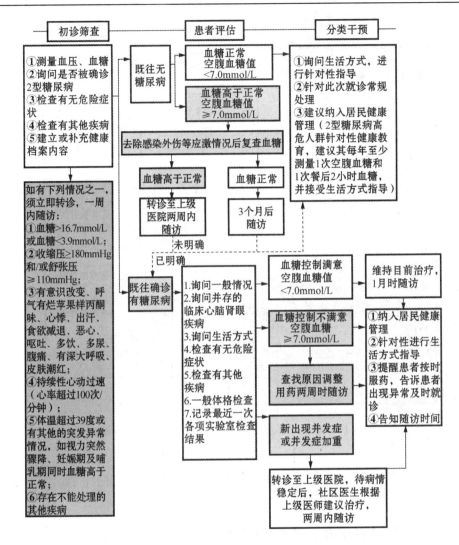

图 4-3　社区 2 型糖尿病患者初诊的健康管理流程图

2. 社区 2 型糖尿病患者随访的健康管理流程图

说明:在社区糖尿病患者初诊、随访的健康管理流程图 4-3、图 4-4 中以不同的颜色表示患者的处理方式。图中淡色为所有适用对象均应完成的内容;图中较深色表示患者应在社区卫生服务机构中接受处理,但需社区责任医生给予额外关注;图中深色表示患者病情较危重,须引起高度注意,应立即转诊。

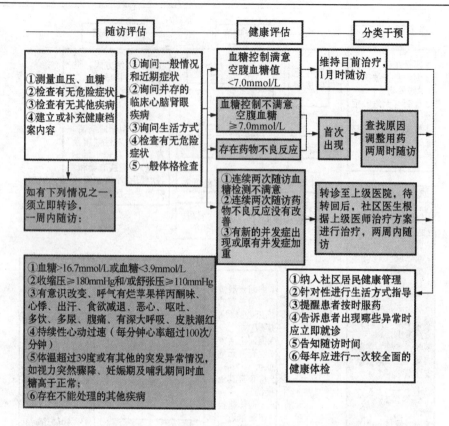

图 4-4　社区 2 型糖尿病患者随访的健康管理流程图

第三节　基于健康管理社区肿瘤患者的干预

一、社区肿瘤患者健康管理的内容

（1）社区肿瘤患者健康管理的服务对象是辖区内纳入社区疾病管理的肿瘤患者，以随访管理为主要手段。对上级医疗机构转诊下来的患者，在接收到肿瘤病例报告卡后，应在一月内对其进行家访，核实病例基本情况，纳入健康管理流程，给予康复与治疗的指导。

（2）社区肿瘤患者的健康管理在管理方式上，一是门诊随访管理：适用于定期到社区卫生服务机构就诊的患者，利用其就诊时开展患者随访管理；二是社区个人随访管理：通过社区上门服务等方式，对患者进行随访管理。

（3）社区肿瘤患者的健康管理在管理方法上，一是初诊随访：根据接收到的肿瘤病例报告卡进行基本情况核实,并给予相关康复及治疗的健康指导;二是定期随访:主要了解患者目前的病情及治疗状况,提醒患者及时进行复查和治疗,开展康复和日常生活的健康指导,提高患者的生活质量。同时,了解患者居住地的变动情况。

二、社区肿瘤患者健康管理的要求

(1) 社区肿瘤患者的健康管理,以社区为基础,以健康教育和健康促进为主要手段,普及肿瘤防治知识,控制及降低肿瘤危险因素水平,有利于改善肿瘤患者的生活质量和健康水平,提高肿瘤 5 年生存率。

(2) 加强社区肿瘤患者的随访管理,掌握患者病情进展情况,开展健康生活方式和肿瘤康复的指导,提高肿瘤患者的管理率、治疗率和控制率,提高患者自我管理知识和技能,减少并发症的发生,降低死亡率。

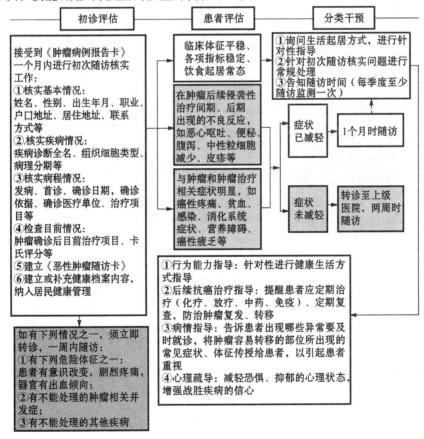

图 4-5　社区肿瘤患者初诊的健康管理流程图

（3）肿瘤患者健康管理的评价指标：①肿瘤患者健康管理率＝年内已管理肿瘤病人数/年内辖区内肿瘤患病总人数×100％。②肿瘤患者初访及时率＝按照初访时限要求进行肿瘤患者随访管理的人数/年内已管理肿瘤患者人数×100％。③抽样管理人群随访信息准确率＝抽样患者基本情况、户籍地址、疾病诊治情况符合要求的人数/抽样的肿瘤患者管理人数×100％。

三、社区肿瘤患者随访的健康管理流程

1. 社区肿瘤患者初诊的健康管理流程图（见图 4-5）

2. 社区肿瘤患者随访的健康管理流程图（见图 4-6）

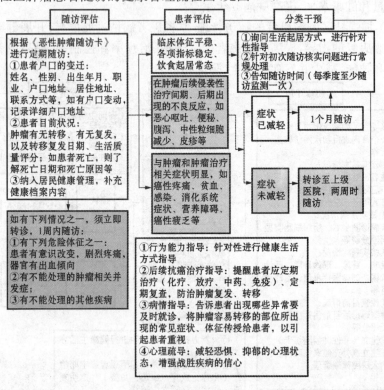

图 4-6　社区肿瘤患者随访的健康管理流程图

第四节　基于健康管理社区慢性阻塞性肺疾病患者的干预

一、社区慢性阻塞性肺疾病健康管理的内容

（1）社区居民慢性阻塞性肺疾病（以下简称 COPD）健康管理的服务对象是辖

区内纳入 COPD 综合管理的患者。

（2）对无论因何种原因前来就诊的 40 岁以上的居民，均应在居民知情的情况下，对其进行 COPD 的简单筛查和评估，进行相应的处理。

（3）经过初步筛查和评估，对于有 COPD 危险因素和/（或）慢性呼吸道症状的 40 岁以上居民进行分类管理：COPD 低危人群、COPD 高危人群、可疑 COPD 患者、COPD 患者。

（4）戒烟。对每个居民都应进行吸烟有害健康的教育，告知居民吸烟不仅是 COPD、冠心病、脑血管病等疾病的重要危险因素，也与肺癌、食管癌等常见肿瘤密切相关。协助安排戒烟计划，在戒烟过程中，应随时为患者提供帮助；如果患者不愿意戒烟，应询问分析不愿意戒烟的原因，强调吸烟的危害，宣传戒烟的益处，每次随访建议戒烟，并询问是否愿意戒烟，尽量鼓励患者戒烟。

（5）健康教育是 COPD 综合管理的重要组成部分。可采取多种形式，如宣传画、小册子、上门随访、电话随访或成立患者小组等，对患者进行全方位的健康教育：①COPD 基本知识教育：应告知 COPD 患者和有危险因素或慢性呼吸道症状的居民 COPD 的简单知识；②去除危险因素（戒烟）：吸烟（包括目前吸烟和既往吸烟）是 COPD 最主要的危险因素，其他危险因素包括职业性粉尘接触、化学毒物接触和环境污染等，冬季煤火取暖、厨房油烟接触、被动吸烟、呼吸道感染等也可能与患病有关；③定期随访，保持良好的医患关系，建立相互信任的关系；④教授家庭保健方法：COPD 稳定期患者进行家庭自我保健，COPD 患者学习怎样配合治疗，家庭中如何对 COPD 患者进行观察；⑤心理干预：COPD 患者的生活质量下降与呼吸困难等症状造成活动能力下降有关，同时也与各种情感障碍的发生有关，呼吸困难和病情急性加重易导致患者焦虑；活动后气促常常导致患者主动放弃体力活动和参与社会活动，易产生孤独感与压抑感。这些改变相互关联，形成一个复杂的恶性循环。因此，要进行最基本的心理健康指导；⑥营养干预：COPD 患者的营养状况很重要，如果超重应减轻体重，由于 COPD 患者具有高消耗、低摄入、伴有低氧血症及高碳酸血症、呼吸肌疲劳等临床特点，营养不良更为常见，而营养不良也是健康状况恶化的一个独立预测因素；COPD 患者的营养支持应合理补充能量需求，合理提供营养素分配，保证食物种类的优化选择，形成良好的饮食习惯。

二、社区慢性阻塞性肺疾病健康管理的要求

（1）主要任务为 COPD 患者筛查以及确诊 COPD 患者的综合管理、危险因素去除和预防教育、急性加重期的发现和初步处理。

（2）按照 COPD 分类结果，对不同情况的居民进行不同的处理：①COPD 低危人群：建议每年健康体检，出现呼吸道症状时及时就诊；②COPD 高危人群：去除危

险因素(如戒烟),每3个月电话随访,了解危险因素去除情况;COPD 相关健康知识教育;预约每年随访;③可疑 COPD 患者:转诊上级医院明确诊断,2 周后随访;如明确诊断为 COPD 患者,进入社区 COPD 疾病管理;未被诊断 COPD 者同 COPD 高危人群处理;④COPD 患者:进入社区 COPD 疾病管理。

第五章　家庭医生绩效评价

第一节　绩效评价概述

绩效评价是当前管理学中的一个热点,因为所有的组织都需要对自己的绩效进行衡量,评价自己的投入与产出,这是调动员工积极性,给员工进行有效反馈不可或缺的一种手段,同时也是衡量目标是否实现的重要一环。那么,什么是绩效评价呢? 不同的学者有不同的见解,国内与国外的研究也有不同的结论。

一、绩效的概念

对绩效(performance)作一个精确的定义显然是比较困难的。例如,人力资源管理专家朗斯纳认为绩效评价就是为了客观判定员工的能力、工作状况和适应性,对员工的个性、资质、习惯和态度,以及对组织的相应价值进行有组织的、实事求是的评价。换句话讲,绩效评价是指评价主体对照工作目标或绩效标准,采用科学的定性和定量的评价方法,评定组织成员的工作任务完成情况、工作职责履行程度和成员的发展情况,并且将评定结果反馈的过程。也有专家认为绩效评价有内涵和外延两个层面上的含义。从内涵上来说,绩效评价有两层含义:一是评价组织成员在现任职位上的业绩;二是评价组织成员的素质和能力。从外延上来说,绩效评价就是有目的、有组织地对日常工作中的人员进行观察、记录、分析,作为以事实为基础的客观评价的依据。

学术界一般从个体和组织两个层面来解释。层面不同,绩效包含的内容、影响因素及其测量方法也不同。即使在同一个层面上,定义也不尽相同。

在个体层面上,主要有两种观点:一种认为绩效是结果;另一种认为绩效是行为。如伯纳丁认为:"绩效已改定义为工作的结果,因为这些工作结果与组织的战略目标、顾客满意感及所投资金的关系最为密切。"[①]而坎贝尔则认为:"绩效是行为的同义词,他是人们实际的行为表现并能观察得到的。"[②]

在组织层面上,绩效评价是指对组织活动的效能进行科学的考察与核定的程序方式及方法的总称。可以分为广义概念和狭义概念。广义概念认为,绩效不仅

---

①　卓越. 公共部门绩效评估初探[J]. 中共行政管理,2004(2).

②　卓越. 公共部门绩效管理[M]. 福州:福建人民出版社,2004:222.

体现在时效、速度、理想的投入产出比上,更主要的是体现在组织的多元目标实现上,是数量和质量的统一,是价值和功效的统一。如英国政府在运用"绩效"概念衡量政府行政活动的效果时即包括经济、效率、效能三项指标。其中,"经济"涉及成本和投入之间的关系,"效率"涉及投入和产出的关系,而"效益"则涉及产出和客观效果之间的关系。狭义概念认为绩效等同于生产率、效率、效能。如孔茨认为,"生产率"这一概念反映了个人和组织绩效的多个层面,包括效益和效率,他认为效益指的是目标的实现程度,而效率则是用最少的资源达到既定的目标。

二、绩效评价的概念

1. 绩效评价的定义

绩效评价作为绩效管理的科学方法和重要环节,现在已经被应用到很多领域,包括教育、政府、卫生、企业等。但一直以来,关于绩效评价的概念或内涵仍旧没有统一的标准。纵观绩效评价方面的文献,有把绩效评价翻译为 performance evaluation,也有翻译为 performance appraisal。在一些文献中,绩效评价定义为运用一定的评价方法、量化指标及评价标准,对组织为实现其职能所确定的绩效目标的实现程度,以及为实现这一目标所安排预算的执行结果所进行的综合性评价。中国科学院孟凡龙等认为,绩效评价是指运用一定的技术方法,采用特定的指标体系,依据统一的评价标准,按照一定的程序,通过定量、定性对比分析,对业绩和效益作出客观、标准的综合判断,真实反映现实状况,预测未来发展前景的管理控制系统。张俊芳亦认为绩效评价是对组织行为活动的效能进行科学测量与评定的程序、方式、方法之总称。它既包括对整个组织行为活动成果的测量与评价,又包括对组织内各个群体和组织成员个体的评价。它是绩效管理的组成部分。

一般意义上的绩效评价,是指运用科学规范的管理学、财务学、数理统计学和运筹学等方法,对组织机构一定时期内的社会效益、运行效率、产品/服务和发展能力等进行定量和定性分析,客观公正评价组织机构在一定时期内的综合性运行表现。

2. 绩效评价的特征

即把工作实绩作为评价的最重要的内容,同时对德、能、勤、绩进行全面考察,并根据工作实绩优劣决定奖惩和晋升。对于家庭医生服务而言,评价执行改革措施的力度和具体工作成效的高低是最主要的内容。

三、绩效评价的历史渊源

绩效评价起源于企业管理,在竞争日益激烈的今天,世界各国卫生体系也将绩效评价引入到了卫生服务的管理工作中。由于国家卫生体制的差异,不同国家对卫生服务绩效评价理解不同,在评价过程中的侧重点也就相应不同。下面以英国、美国、新加坡三个国家为例,来了解国外卫生服务绩效评价的进展状况。

（一）英国

英国是实行国家卫生服务的典型国家。国家卫生服务系统提倡以需要为导向、以病人为中心的预付总额预算制度和单一筹资途径(国家税收),特别注意控制提供者诱导的费用膨胀。但是,效率低下以及由此引起的排队现象一直困挠着国家卫生服务系统。基于上述现状,英国对于医院的绩效评价主要侧重于医疗质量和服务效率两大方面。

在 2004 年卫生部下属机构进行大规模调整之后,卫生审计和检查委员会(CHAI)负责对医院进行星级评审。该机构处于卫生服务监管的角色,与卫生服务提供系统是两个不同的垂直系统,主要利用卫生部发布的标准,从病人的角度独立评估卫生服务部门的绩效。

具体的评价指标包括 4 类,首先是关键指标,共 9 个,包括等候时间少于 12 小时的病人比例,被全科医院疑为癌症患者且在得到专家门诊约见之前等候时间少于 2 周的病人的比例,财务稳定性、医院清洁状况、员工工作寿命提高的状况,门诊和选择性预约,首次门诊约见等候时间多于 17 周次数,选择性入院等候时间多于 9 个月次数,病人等候时间长于选择性入院标准次数,在门急诊的时间少于 4 小时比例。决定总体绩效星级中最重要的指标是关键指标;其他 3 类分别为关注病人的指标、关注临床的指标、关注容量和能力的指标。在根据相应的程序评定星级之后,达到三星级标准的医疗机构将不受政府控制,有自由奖励员工和开展新技术服务的权利。而无星级的医疗机构会受到国家卫生机关现代化处的严密监视,并限期 3 个月迅速改正。否则,医疗机构的院长将被解除职务。星级医院评审不考虑医院规模大小与技术高低,主要看服务水平。

（二）美国

美国的医疗体系绝大部分市场化,医疗体系构成十分复杂,没有完整的管理机构系列,没有整齐的医疗部门划分,整个医疗体系自下而上形成。与复杂医疗体系相对应的是种类繁多的医疗保险形式及险种。医疗保险分为公立、私立和社会兴办等几种,一定领域的保险集团都与相应的医疗集团或医师、医师联盟通过签订合同形成固定的给付关系。基于医疗市场的压力和医疗保险的制约,医院的顾客导向非常明确,其医疗服务评价体系与我国差别很大。

就评价主体而言,主要是社会非盈利组织。如在美国占支配地位的医疗服务标准制定和绩效评估机构——美国医疗机构联合绩效评估委员会（JCAHO）、美国医院协会（AHA）等以及少量政府组织,如健康保健研究和质量管理局（AHRQ）

等。由于 JCAHO 等组织具有很高的权威性,因此众多医院都自愿要求接受其绩效评估。在评估内容方面,美国更侧重于对医疗机构的管理要素而非技术和设备要素进行绩效评估,旨在通过管理环节的评估保证通过评估的医疗机构具备提供医疗服务的基本质量 。如 JCAHO 的《2004 年医院综合绩效评估手册(CAMH)》中绩效评估的标准及要素包括三方面的功能。首先是以病人为导向的功能:包括伦理、权利和责任(RI)、护理、治疗和服务的提供 (PC)、药物管理(MM)、传染的监控 (IC)等 4 个方面内容;其次是组织功能:包括改进组织绩效(PI)、领导(LD)、护理环境的管理(EC)、人力资源的管理(HR)、信息管理(IM)等 5 个方面;最后是功能结构:包括医疗人员(MS)和护理人员(NR)两方面。

(三) 新加坡

新加坡实行典型的双重卫生服务体系,公立和私立的服务机构均占据着重要的地位。2000 年 10 月 1 日公立卫生系统进行了重组,成立了两个垂直的服务网络——国立保健集团(National Healthcare Group,NHG)和新加坡保健服务集团(Singapore Health Services,SingHealth)。两大公立医院集团的所有权属于政府,但在运行方面按照私营企业的操作方式,实现了所有权和经营权的彻底分离。一方面,政府通过补贴的形式使居民能够在公立医院得到基本的医疗服务;另一方面,医院有管理的自主权,能按照患者的需求及时做出反应。在医院管理中引入工商会计制度,能精确提供运行成本,落实财务责任。每一个集团建立统一的采购部门(Group Purchasing office),集团内所有医疗机构所需物资设备均由该部门来进行招标采购,从而降低成本。采购部门的采购费用大致占集团开支的 40%。医院集团的互补作用可以减少医疗服务的重复建设,保证了医疗服务容量的最优发展。

根据两大医疗集团 CEO 若干年的年度报告,他们对于医院的绩效首先关心的是病人受益了多少,具体的包括 4 个方面,即服务质量更好(better)、医疗消费更廉价(cheaper)、运转效率更高(faster)、医疗服务更安全(safer)等方面。以运转效率更高为例,大致包括以下几个指标:床位周转率、门诊人次、住院人数、住院人天数、平均住院日、手术人数等;其次是人力资源得到多大的提升,如人员培训费用的数量;另外提到了各种科研课题的项目数量,以及项目的资金总量。

从上面的资料可以看出,各国对医院绩效评价理解各有侧重点。英国为了解决固有的排队问题,对于医院绩效的考核重点放在如何提高效率上。美国急于资产所有权和经营权的分离,更侧重于对医疗结构管理要素的绩效评估。而新加坡"以病人为中心"的医院文化深深影响了人们对医院绩效概念的理解。

目前国内关于医疗机构绩效评价的研究中,内容也各有侧重,角度各有不同。国家卫生行政部门对二级和三级医院制订了统一的医院绩效评估标准,但仍在试行阶段。另外,对于在我国产生并发展了十年的家庭医生服务机构,当前还没有统一的绩效评价标准,国家和地方卫生行政部门正在各地试行不同版本,力争尽快出台统一的科学、实用的绩效评价体系。

四、绩效评价的意义与作用

绩效评价作为一种有效的组织监管制度,是创造和提升组织价值的重要途径。在西方国家已出现多年并得到广泛应用,目前已成为市场经济国家监管和约束组织的重要手段。同时,绩效评价也作为引导组织与员工共同发展的重要手段。在实施评价时,要将部门评价与个人评价相结合,兼顾个人利益和组织利益,在实现组织绩效最大化的同时,帮助员工实现其自身价值。因此,以发展为导向的绩效评价既要立足于组织本身,也要关注员工的未来发展。我们应该清醒地认识到,只有不断提高员工的工作绩效,组织整体绩效才会不断提高。

(一) 绩效评价与组织发展

当一个组织决定主动把握自己的命运,而不是让组织的发展放任自流时,它就需要进行科学的、系统的、完善的绩效评价,从而将组织的利益诉求和员工个人的绩效表现结合起来。组织的发展与组织的战略规划紧密相连,组织的战略规划明确地提出了组织长期的绩效目标,反过来,组织的战略规划是靠组织的整体绩效目标有计划、按步骤地得以实施而实现的。所以,必须赋予绩效评价以组织战略规划的思想,这样才能使绩效评价成为实现组织发展的重要工具。

它包含两个方面的意思:一方面,组织的战略决定了组织要追求的最终目标以及达到这些目标的基本策略,在组织的所有资源中,最具有绩效弹性的主要是人力资源,所以组织绩效评价的内容一般包括组织发展结果绩效、人员素质绩效和对组织规范的执行绩效三个方面;另一方面,组织的战略体系决定了组织应该具备的关键成功要素,即组织在战略执行过程中所要追求的具体的绩效内容。组织的价值体系主要决定的是组织的结果绩效与过程绩效的关系。也就是把组织的发展目标转化为部门的责任目标,再把部门的责任绩效目标转化为个人的工作绩效目标,使组织绩效能够真正地落实到个人的工作中去。

此外,组织的绩效评价体系和组织的管理体系一样,其发展也遵循着等级接替理论。即组织的绩效评价管理体系是随着组织管理基础的发展而发展的,因此我们应当根据组织发展的不同阶段综合考虑组织战略与目标分解而形成的行动方案,整合组织运作的核心流程,形成组织绩效管理卡。

(二) 绩效评价与员工发展

现代绩效评价不仅仅是机械地评估员工过去的表现,着眼点更多地在于如何使员工在现任岗位上更好地发挥专长,在提高组织绩效的同时,对其职业生涯发展也会产生正面的影响。这是现代绩效评价设计评价制度的指导原则。

在帮助员工树立目标、进行绩效沟通、成果评定、绩效反馈等各个环节和程序的时候，都不能忽视绩效评价对员工个人职业生涯发展的意义。绩效目标的设定需要考虑员工为达到目标所需的专长和能力；绩效沟通的内容也应该包括引导员工从自身职业生涯发展的角度不断提高自我的业务能力和素质；绩效评价结果评定和绩效反馈应能明确地反映出员工目前所欠缺的技能，使员工明白为了实现自己的职业生涯目标，自身的缺陷在哪里；组织也应该根据自身所具备资源的情况和组织未来发展的需要等，制订出一套有益于协调员工职业生涯发展的教育训练计划，使员工能够在组织内获得充分的学习与发展。

组织要想赢得未来的竞争，就必须注重整体绩效的提高；要提高组织绩效水平，就必须重视员工发展。

五、绩效评价的常用方法

绩效评价的理论和方法丰富多样，但大多数来源于企业管理，具有较强的企业色彩。将这些方法用于卫生服务体系时，要结合卫生服务的特点，使其"本土化"。常用的绩效评价方法有：

（一）平衡计分卡理论

该理论是由哈佛大学罗伯特·卡普兰教授和复兴全球战略集团总裁戴维·诺顿在 20 世纪 90 年代初提出的。由于平衡计分卡所具有的强有力的理论基础和便于操作的特点，自 20 世纪 90 年代初一经提出，便迅速被美国，随后是整个发达国家的企业和政府应用。今天，当人们谈及绩效管理时，基本都是以平衡计分法为主的绩效指标体系。平衡记分卡提供了一个关注关键管理过程的框架。平衡记分卡保留了企业中原有财务评价控制系统的成功做法，注入了有关无形资产和生产能力的内容，形成一个综合评价企业长期战略目标的指标评价系统，包括 4 个组成部分：财务、客户、内部业务流程、学习与成长。财务方面采用虽然具有局限性但已经趋于成熟的财务评价指标进行评价，可以直接体现股东的利益，所以它的优势在平衡计分卡中得以保留和继承；在客户方面，通过平衡计分卡了解客户、市场和竞争对手情况，并以此确认企业的目标；内部业务过程方面，平衡计分卡通过计划控制、生产制造、售后服务和内部控制 4 个方面进行评价，它主要重视的是对客户的满意程度和实现组织财务目标影响最大的内部过程；学习和成长方面，平衡计分卡能够对员工价值创造行为进行管理与客观评价，引导员工提升绩效和职业能力，为企业进行有效管理，使企业获得持续发展能力。

平衡计分卡的优势在于它避免了传统财务评价指标所显现出的滞后性、片面性和短期性的弊端，加大了非财务指标的比重，重视对顾客服务及满意程度、内部过程和员工学习。

平衡计分卡不仅是一个指标评价体系,还是一个战略管理体系。它是围绕企业战略目标制定的对企业各个部门的综合考核体系,它把企业的战略转化为具体的目标。不仅对业务、业务单元、业务流程,而且对员工个人也可设计相应的平衡记分卡。它从 4 个方面展开,每个方面又包括 3 个层次:①期望达到的若干总体目标;②由每个总体目标引出的若干具体目标;③每个具体目标执行情况的若干衡量标准。

(二) 基于"目标管理"(MBO)的绩效评价

该绩效评价方法是美国管理学家彼得·德鲁克于 1954 年首先提出的,以泰罗的科学管理和行为科学理论为基础形成的一套评价方法。主要内容为:组织的最高领导层根据组织面临的形势和社会需要,制定出一定时期内组织经营活动所要达到的总目标,然后层层落实;要求下属部门主管人员以至每个员工根据上级制定的目标和保证措施,形成一个目标体系,并伴目标完成的情况作为各部门或个人评价的依据。简言之,目标管理就是让组织的主管人员和员工亲自参加目标的制定,在工作中实行"自我控制"并努力完成工作目标的一种管理制度或方法。目标管理是以目标的设置和分解、目标的实施及完成情况的检查和惩罚为手段,通过员工的自我管理来实现企业经营目的的一种管理办法。基于目标管理的绩效评价是将目标按照时间细分,化解为小段的控制目标,适时调整计划和资源分配的一种方法。它基于 3 个假设:第一,在计划与设立目标的过程中让员工参与其中可以更好地激发他们的工作热情和对组织的忠诚;第二,如果确定的目标十分清楚明确,员工就能更好地完成工作;第三,工作中的表现应该时刻被衡量并针对结果进行评价。目标管理的本质是注重工作成果,形成充分发挥主动性和创造性的组织环境,激发奔向目标的强烈动机。

(三) 业绩金字塔模型

为了凸显战略性业绩评价中总体战略与业绩指标的重要联系,1990 年,凯文·克罗斯(Kelvin Cross)和理查德·林奇(Richard Lynch)提出了一个把企业总体战略与财务和非财务信息结合起来的业绩评价系统——业绩金字塔模型。在业绩金字塔中,公司总体战略位于最高层,由此产生企业的具体战略目标。战略目标的传递呈多级瀑布式,它首先传递给水平单位,由此产生了市场满意度和财务业绩指标。战略目标再继续向下传给企业的业务经营系统,产生的指标有顾客的满意程度、灵活性、生产效率等。前两者共同构成企业组织的市场目标,生产效率则构成财务目标。战略目标传递到作业中心层面。它们由质量、运输、周转时间和耗费构成。质量和运输共同构成顾客的满意度,运输和周转时间共同构成灵活性,周转时间和耗费共同构成生产效率。制定了科学的战略目标,作业中心就可以开始建立合理的经营业绩指标,以满足战略目标的要求,然后,这些指标再反馈给企业高层管理人员,作为企业制定未来战略目标的基础。业绩金字塔着重强调了组织战略在确定业绩指标中所扮演的角色,揭示了战略目标自上而下和经营指标自下而上逐级重复运动的等级制度。这个逐级的循环过程显示了企业的持续发展能力,对于正确评价企业业绩具有十分重要的意义。业绩金字塔最主要的局限是未确认组织学习能力的重要性,在竞争日趋激烈的今天,对组织学习能力的正确评价尤为重要。因此,虽然这个模型在理论上是比较成型的,但实际工作中采用率较低。

(四) 360 度绩效评价系统

360 度绩效评价系统是由被评价人的上级、同级、下级和(或)内部客户、外部客户甚至本人担任评价者,对被评者进行全方位的评价。评价的内容也涉及员工的任务绩效、管理绩效、周边绩效、态度和能力等方面。评价结束,再通过反馈程序,将评价结果反馈给本人,达到改变行为、提高绩效的目的。与传统的评价方法相比,360 度绩效评价反馈方法从多个角度来反映员工的工作,使结果更加客观、全面和可靠,特别是对反馈过程的重视,使评价起到"镜子"的作用,并提供相互交流和学习的机会。从国外组织和个人职业发展评价的历史来看,早在 20 世纪 40 年代,人们就开始利用 360 度绩效评价方法对组织的绩效、发展变化等进行评价。

根据英特尔、迪士尼等实践经验,360 度绩效评价的成功依赖于评价者的诚实度和责任心。由于在评价提供信息的准确性方面缺乏力度,评价中存在这样的矛盾:对自己的责任心要求较低,对他人的责任心要求却很高。例如,有研究发现,员工倾向于提供匿名评价(低责任心),非匿名评价的情况使员工做出的评价高出实际很多。

(五) 关键业绩指标法(KPI)

KPI 是用于评估被评估者绩效的定量化或行为化的标准体系;是企业宏观战略目标经过层层分解产生的可操作的战术目标;是宏观战略决策执行效果的监测指针;KPI 将企业战略转化为内部过程和活动,用来反映策略执行的效果,因此是战略实施的手段。关键业绩指标体系不仅是企业员工行为的约束机制,也发挥战略导向的牵引作用;通过使员工的个人行为目标与企业战略相契合,KPI 能有效阐释和传播企业战略,并把企业的战略目标分解为可操作的工作目标。

关键业绩指标是连接个体绩效与组织目标的一座桥梁。它针对的是对组织目标有增值作用的工作产出而设定的指标,基于关键业绩指标对绩效进行管理,可以保证真正对组织有贡献的行为受到鼓励。通过在关键业绩指标方面达成的承诺,员工与管理人员可以进行工作期望、工作表现和未来发展等方面的沟通。因此,关键绩效指标是进行绩效沟通的基石,是组织沟通的共同语言。KPI 体系是多级指标体系,一般包括企业一级 KPI、部门二级 KPI 和岗位 KPI。根据部门职责分工与战略要求对一级指标进行分解可以得到部门二级 KPI,再用 SMART 原则对其进行测试,对不完全符合原则的指标进行修正或淘汰,筛选出最合适的指标。

(六) 以 e-HR 为平台的绩效评价系统

e-HR 是基于先进的软件和高速、大容量的硬件基础上的新的绩效评价软件。e-HR 即电子人力资源管理,通过集中式的信息库、自动处理信息、员工自助服务、外协以及服务共享,达到减低成本、提高效率、改进员工服务模式的新的人力资源管理模式。它通过与现有的网络技术相联系,保证人力资源与日新月异的技术环境同步发展。电子化的技术革新最终解放了人力资源的"双手和大脑",使它把工作的重心放在服务员工、支持公司管理层的战略决策上,放在公司最重要的资产——员工和员工的集体智慧的管理上。高效型的 e-HR 绩效评价系统软件会充分考虑人力资源整个过程。从设计初期就能预见到绩效管理的灵活与多样性,将绩效管理作为人力资源管理中一个连接杆来考虑,有机地将绩效结果体现到薪资与培训中。这样的软件具有灵活性与规范性相结合的特点。以 e-HR 为平台的绩效评价系统优势在于它能提高评价部门工作效率、节约大量成本、加强员工与人力资源管理人员的交流以及为组织和员工提供增值服务。IT 技术全面渗透是绩效评价活动的新趋势。

第二节　家庭医生绩效评价目标

一、卫生服务需要

分析和评价社区居民卫生服务需要不仅是制定卫生计划的重要依据,也是进行科学管理和预测的信息来源,更是家庭医生服务评价的重要内容。

通过分析卫生服务需要可以预测疾病发生的频率和严重程度,纵向了解当地卫生服务需要的大小;可以通过卫生服务需要研究计算疾病经济损失,即用每人每年休工日数、人均产值等因素进行计算;卫生服务需要研究也是合理分配卫生资源和提供卫生服务利用的客观依据。

一般认为,卫生服务需要指标包括:发病率、患病率、病死率、总人口健康者百分率、两周每千人患病人数、两周每千人患病日数、两周每千人患重病人数、两周每千人卧床 14 天人数、每千人患慢性病病人数、每千成人患一种以上疾病人数和每千成人自报对疾病忧虑的人数。

二、卫生服务利用

卫生服务利用是根据社区人群的卫生需要量,由卫生部门分配卫生资源,为社区居民提供各种卫生服务数量和质量的统称。卫生服务利用包括医疗服务利用、预防服务利用、保健服务利用、康复服务利用、健康教育服务利用和计划生育技术指导服务利用。

医疗服务利用主要是用两周就诊率(住院率)和其负性指标表示的。两周就诊百分率(住院率)是指每 100 名因病就诊(住院)的人数;两周未就诊率(住院率)是指每 100 名因病未就诊(住院)的人数。分析社区医疗服务的正性指标可以了解家庭医生服务的利用程度,分析社区医疗服务的负性指标可以了解家庭医生服务不能满足的程度,进一步分析医疗服务不能满足的原因,对改进家庭医生服务的普及性有指导意义。另外,规定的主要慢性病管理率、医疗服务当日及时率等也是医疗服务利用的指标。

预防服务的利用主要是指家庭医生服务中的预防接种、传染病访视、传染病的隔离消毒等。主要指标有:四苗覆盖率、单苗接种率、乙肝疫苗接种率、疫苗接种及时率、传染病访视率、传染病的隔离消毒率和疫点处理及时率等。预防服务利用指标非常重要,不仅能对传染病的控制进行有效的评价,还能对疾病的中长期预测进行评价。

保健服务利用目前是指对社区四类人群(儿童、妇女、老人、残疾人)的卫生服务,主要包括对儿童、妇女、老人、残疾人的卫生管理情况。常用指标是保健咨询满意率、60 岁以上老年人得到家庭医生服务率、孕产妇系统管理覆盖率、高危孕产妇系统管理覆盖率、孕产妇家庭自我监护率、母乳喂养指导率、4 个月母乳喂养率、0~6 岁儿童系统管理覆盖率、14 岁以下人群龋齿填充率等。保健服务利用是家庭医生服务利用的重要环节,好的保健服务利用指标能反映社区人群的健康水平和健康水平的发展趋势。

康复服务利用主要是对老年人、慢性病病人和残疾人的康复。主要指标包括失能老年人康复指导率、残疾人社区康复覆盖率、院外精神病人访视看护率等。

健康教育利用主要包括两个指标,即社区人群健康知识知晓率和基本健康行为形成率。

计划生育技术指导服务利用包括 4 类指标,即生育评估、节育评估、人工流产评估和婚姻评估。

三、卫生资源

卫生服务的过程是使用和消耗卫生资源,取得产出量,产生结果和影响,引起社区居民健康状况和社会卫生状况变化的过程。应该注意的是,即使有充足的卫生资源也不能绝对地产生良好的卫生服务利用效果,反而可能造成卫生资源的浪费。因此,投入和分配卫生资源一定要和家庭医生服务的工作过程和工作效果结合起来分析。家庭医生服务评价的内容之一,就是在方法学方面建造沟通家庭医生服务结果和卫生资源利用的桥梁,充分利用家庭医生资源,以取得较好的社会经济效益。

卫生资源的因素很多,包括人力、物力、财力、技术、信息等方面,最常用的指标是:每万人口医生数、每万人口护士数、每万人口药剂师数、每千人口床位数和卫生经费占国民总产值的百分率等。

四、工作活动

卫生部门为实现一定的目的而使用卫生资源,在社区进行工作,即产生相应的工作活动或功能。衡量的指标在提供卫生服务者方面有工作活动的内容、数量和质量,在接受卫生服务者方面有服务后的结果和影响。

家庭医生服务工作活动的指标繁多,从家庭医生服务"五位一体"的服务功能来说,仅医疗服务在供方就有:医院的数量以及分类、核定床位数、使用床位数、床位使用率、床位周转率、入院和出院病人数等;在接受方有:诊断符合率、治愈率、好转率、稳定率、转院率、恶化率、病死率等。

详细的指标可以利用"六位一体"的服务内容进行编排,如在预防方面,供方提供的疫苗数以及冷藏设备等,接受方的单苗接种率和四苗覆盖率等。在康复、保健和健康教育方面也是如此,此间不再涉及。

五、态度评价

研究人们对家庭医生服务工作的态度以及影响因素,从而针对不同的情况进行宣传教育和干预,是提高家庭医生服务质量和效益的重要方面。比如在社区人群进行家庭病床社会功能认知情况的调查,主要涉及卫生管理人员正性和负性认知率、家床科医务人员正性和负性认知率、其他科医务人员正性和负性认知率以及社区居民正性和负性认知率等。

六、费用和效益

投入费用是衡量一项工作花费的代价,人力、物力、财力、技术、信息等资源都应该转化成货币单位,如有可能也要将产出量转化成货币单位。研究投入量和产出量之间的比值是对家庭医生服务方案做出投资决策的依据,是评价家庭医生服务经济效益的重要指标。

投入的费用一般包括直接费用(实际消耗费用,如门诊、住院等的药费以及设备费)和间接费用(理论消耗费用,如因疾病等造成劳动能力的丧失等)。

评价方法常用费用—效益分析、费用—效果分析和最小费用分析。

七、效果和结果

评价家庭医生服务结果的指标可以用死亡、疾病、丧失劳动力、不适和不满意进行衡量,在评价卫生服务中称之为 5Ds。

效果评价可以从两方面进行。首先,评价家庭医生服务的实验方法是否有效,因为只有肯定方法的效果才能从经济效益上评价是否值得推广;其次,评价有效方法是否能为社区居民接受,如果有效方法不能为社区居民接受,出现无效效果并不能否认方法本身的效果。

八、影响

影响是指家庭医生服务对社区居民健康水平和居民健康质量所起的作用,对社会经济和社区文明事业的贡献,可以用质量调整生命年等指标表示。

九、反应性

卫生系统的反应性(reaction)是卫生系统的产出之一,指医疗卫生机构对个体(公众)普遍合理期望的认知和适当的反应,反应性与保护病人的权利和为病人提供适当及时的服务有关。包括:基本人权——对人的尊重、自主性和保密性;满意度——及时关注、社会支持、基本设施、选择性。

十、信任度

在缺乏监督和控制能力的条件下,信任方接受相对于被信任方的弱势地位(vulnerability)的意愿,期望被信任方能够采取有利于信任方的行为。从"仁慈"、技术能力、沟通能力、信息、质量、经济和合作等方面进行评价。

第三节　家庭医生绩效评价内容

一、预防

(一) 计划免疫(预防接种)工作

1. 基本范围

预防接种是将生物制品注射到人体内,使人体产生对传染病的抵抗力,以达到预防传染病的目的。计划免疫即有计划地通过预防接种增强人体免疫力。疫苗分一类(范围内注射)和二类(可选择性注射)。

(1) 工作重点。①在本市居住的所有 0~6 岁儿童(包括辖区内常住儿童、临时居住 3 个月以上的儿童及流动人口、计划外生育儿童)均应建立预防接种卡、证、簿,电脑录入。②巩固和保持无脊髓灰质炎状态工作。③麻疹监测与消除工作。④成人乙肝规划和接种工作。⑤探索流动人口免疫预防工作管理的有效模式:以外来儿童为重点人群,以外来人口集中居住地和民工子弟学校为重点场所,提高外来儿童免疫接种率,贯彻落实《传染病防治法》,与教育部门合作,对外省市在沪学校学生同样实行凭证入学制度,对未免疫接种的学生进行补种,并建卡,建证。

(2) 免疫预防传染病监测。①AFP 病例:在接种报告 24 小时内,病后 30 天,60 天进行流行病学检查。②麻疹病例:24 小时流行病学调查,采集血清标本,做麻疹 IGM 监测等。

(3) 预防接种后不良事件(AEFI)监测。在相应报表中做好记录,并按要求进行个案调查和报告。

(4) 制定生物制品计划、规范生物制品管理工作。由专人负责登记每日领用数,使用数及库存数,并根据月度计划数,按时领取各类生物制品,当场清点并登记好疫苗品种,数量,批号,有效期,生产单位,领取日期,领取人签名。

(5) 资料建档和管理。按市疾控中心统一制定的社区级的资料册的要求收集有关资料建档,管理。

(6) 疫点处理。①脊灰病人:按《上海市消灭脊髓灰质炎指导手册》中规定的要求执行。②麻疹病人:接到疫情报告后应在 24 小时内进行访视;家庭和集体单位中密切接触的易感人群应采取麻疹疫苗应急免疫措施(7 天内完成,接种率＞98％);配合上级单位采集麻疹病例急性期、恢复期血标本。

(7) 冷链管理。①有专人负责管理和联系维修。②冷链设备必须建档建账,且账物要相符。③经常保持冰箱内外的清洁,做到无灰尘,无污迹。④每半年对冰箱进行一次全面保养,发现异常故障,应及时维修,并做好维修、更换零件的记录。⑤每台冰箱应有温度计及测温记录簿,每上、下午各测一次温度,并做好记录。⑥疫苗应按冷链要求的温度存放。

(8) 配备必要的药品及其他器械,如肾上腺素,喂服脊髓灰质炎糖丸疫苗的药匙等。

(9) 布局合理、设施齐全、流程规范,技术操作按《上海市计划免疫门诊工作规范》要求执行。

2. 计划免疫绩效考核

(1) 各类资料完整、齐全,按要求保管。

（2）按照《预防接种工作规范》要求，预防接种门诊要达到规范化建设要求，标识清晰，布局合理，有相应的设备设施。

（3）预防接种指标。①本市儿童：单苗基础和加强接种率≥95％，单苗及时率≥92％；<12月龄乙肝疫苗基础免疫接种率≥98％。②外来儿童：单苗基础和加强接种率≥90％，单苗及时率≥80％；<12月龄乙肝疫苗基础免疫接种率≥95％；本地区居住3个月的0～6岁儿童建卡证率≥95％。

各类报表及时、准确。

各类调查、检查的时间、次数、质量符合要求。

生物制品使用率、损耗率、使用保管符合要求。

冷链设备齐全、完好，使用正确。

流行病学个案调查及时、完整，应急免疫及时。

一人一针一筒，一人一匙制度执行情况。

接种前准备，实施接种及接种后的各项工作符合要求。

免疫预防工作对强化免疫的要求是：按要求登记造册，报表和总结上报及时，无差错，接种率≥95％。

（4）实行安全接种，未发生化脓感染及误种事故，对疑似预防接种不良反应进行监测。

（二）传染病管理工作

1. 基本范围

（1）疫情报告管理。①设专人负责传染病报告、登记和统计工作。②每天上网查看疫情，登记在传染病登记册上。③每星期一核对上星期的疫情。每月10日核对上月疫情，如有更正及时登记"疫情修正表"，然后电话反馈给区疾控并报告出更新的地址。④每月对本单位进行一次传染病报告情况自查，上网核对肝炎的分型情况，次月4日前将自查记录和文字小结报区疾控信息部（包括电子版和书面自查）。⑤网络直报（传染病报告卡）的质量要求：诊断日期必须详细填写到小时；报告传染病单中要求填写病人的联系电话，如没有联系电话则填写"无"，不要为空；14岁以下儿童必须填写"家长姓名"和"联系电话"作为完整性统计。

（2）传染病病人访视。①急性病毒性肝炎：住院：接到报告后24小时内进行初访，出院时复访一次（7天内）；甲型、戊型肝炎住院后45天再访一次，乙型、丙型肝炎出院后60天再访一次。留家：发病一个月内每周访视一次，甲型、戊型肝炎发病后75天再访一次，乙型、丙型肝炎发病后3～6月再访一次。②慢性病毒性肝炎：至少一年访视一次。③细菌性痢疾：接到报告后24小时内进行初访用药结束后再访一次；重点职业应肛拭培养阴性二次后才能返校（所），学生要求3个月后再进行肛拭培养，阴性后方可结案；采样送样及时、标本质量符合要求、样品登记规范。对细菌性痢疾重点职业患者填写个案调查表,并上报区疾控中心。④疟疾:接到报告 48 小时内访视一次,作个案调查。⑤其他传染病按卫生防疫机构要求进行访视及个案调查。⑥规范开展重点对象及急性丙肝、丁肝、戊肝、庚肝患者个案调查,并报区疾控。

(3) 疫点处理。发生疫情时甲类传染病在 6 小时内迅速进行疫点处理;乙类传染病在 24 小时内进行疫点处理;其他传染病出现爆发疫情时,应在 24 小时内进行疫点处理。配合区疾控开展突发疫情处置,落实密切接触者医学观察等。

(4) 重点职业病人填写流行病学个案调查及单位调查表。①“流行病学个案调查表”的填写基本同“病家访视表”。②单位调查进行 2 次,第 1 次应在接到传染病报告后 24 小时内进行,调查重点为单位基本情况,首发病例基本情况,并指导单位开展有关的预防、消毒隔离措施;第 2 次应在首发病例离开单位后 45 天进行,调查重点为首发病例的诊断,该单位肝炎继发情况,并对调查作出小结。小结应反映以下情况:造成病例发病的可能传染源、传播途径;首发病例的隔离日期;单位采取的预防措施;单位的肝炎继发情况。

(5) 传染病防治健康教育。根据不同季节传染病发病特点,开展针对性防病教育。每年不少于 4 次,利用宣传版面、设点咨询、分发宣传资料、讲座等多种形式开展传染病防治健康教育,并准备相关工作计划、小结、图片、照片等文字音像材料。

2. 传染病防治绩效考核

(1) 24 小时内传报疫情,及时率 100% 。降低传染病发病率,甲、乙类传染病控制在 240/10 万。

(2) 传染病报告及时、准确、规范。传染病报告卡录入率 100%,录入及时率、准确率≥99%,病例及时更正率 100%,传染病漏报率≤0.5%,传染病报告卡填写完整率、报告及时率≥98%,同时将传染病报告卡保存 3 年。

(3) 对 10%~30% 的病毒性肝炎、细菌性痢疾病例的访视和个案调查进行质控抽查工作,并汇抽查表及时分析工作质量。

(4) 每季度一次开展传染病漏报检查,平时不定期进行传报质量抽查,及时汇总书面分析材料。

(5) 不定期组织专业人员对传染病门(急)诊、肠道、肝炎门诊、实验室等有关环节进行传染病防治现场督查。

(6) 肠道、肝炎门诊规范开设率 100%,门诊登记完整、规范。

(7) 肝炎调查、处理、访视及时规范。

(8) 肠道门诊监测:对重点对象腹泻病例采样率≥98%,且采样率占整个腹泻病人总数的 15% 以上,书写规范,无逻辑性错误;腹泻腹泻病人检索率≥15%。

（9）街道辖区内出现的急性丙肝、丁肝、戊肝、庚肝、甲肝患者填写个案调查表，并上报区疾控中心。要求个案调查报告处理率100%，调查处理规范、无继发病例，个案调查表无缺项、无逻辑性错误。

（10）门诊监测：要求对小 PT 患者进行病例诊断，不缺项，书写规范，无逻辑性错误。

（11）对细菌性痢疾重点职业患者要求个案调查报告处理率100%，调查处理规范、无继发病例，个案调查表无缺项、无逻辑性错误。

（12）查门诊日志，并与档案资料核对，有无漏报。

（三）学校卫生

1. 基本范围

（1）建立辖区内学校基础卫生档案（包括特殊学校），保持资料完整、正确和连续性。

（2）每月一次的学校卫生老师业务知识培训。要签到、发放培训资料、拍照片。

（3）定期开展对中小学校学生健康检查；开展贫血、粪检三年一循环的工作；督促学校做好学生因病缺课监测、伤害登记工作。

（4）配合主题开展健康宣教工作。如4月25日"世界疟疾日"、5月31日"世界无烟日"、6月1日"爱牙日"、6月6日"爱眼日"等宣传活动，

（5）加强学校传染病管理工作 。①对于学校发生的传染病事件做好现场指导、消毒、追踪调查、上报，直至结案。认真指导并督促学校做好日常卫生消毒防治工作，加强学校晨检，并指导学校开展各种形式的健康宣教。督促学校做好疫情登记、协助疾控做好传染病的疫点处理。配合区疾控做好突发性公共卫生的处理工作。②做好凭计划免疫接种证入学的指导和督促工作及按时对学生做好其他免疫接种等工作。③配合卫生监督所做好学校饮水卫生监督工作。

2. 学校卫生绩效考核

（1）基础卫生档案资料完整率100%。

（2）建立学生体检健康卡。

（3）完成监督检查频率并有完整的监督检查记录。

（4）报表上报及时率，准确率100%。

（四）病媒生物防治

1. 基本范围

（1）虫情监测。①鼠情监测：每月中旬在指定的场所放置鼠夹350只。在春、秋季突击性灭鼠活动中配合爱卫办开展工作。②蟑螂监测：每月中旬用粘蟑纸对

指定的场所进行统一测定,晚放晨收。由专业人员分类计数上报。③蚊虫监测:(3～11月)人工小时法,在太阳落山后1小时用电动吸蚊器定时、定点、定人测。④蝇类监测:(3～11月)天幕捕蝇笼,早上9点放、下午4点收,定时、定点、定人(雨天延后)。⑤蚊、蝇幼虫孳生监测(3～11月)。⑥越冬蚊与早春第一代新生蚊监测(12月～次年2月)。

(2) 街道除害保洁服务所的技术指导。①对服务所有上岗证的人员进行业务培训。②对服务所使用的药物进行抽查,是否符合相关规定。③对服务站自配的药物进行技术指导。

(3) 资料的整理。①做好基础资料的整理工作,虫情监测资料由专业人员及时整理汇总。②配合疾控完成专题调查工作及做好突发性事件的调查处理及相关工作。

2. 病媒生物防治绩效考核

(1) 虫情监测:数据要真实、连续、完整。四害工作要达国家或地方标准。

(2) 对街道除害保洁站的技术指导要到位,有药物使用、配置情况记录。

(3) 资料整理齐全,及时汇总,有专项调查小结。

(五) 结核病防治

1. 基本范围

(1) 疫情管理。建立结核病登记、报告制度,发现对象及时上报、落实。外来流动人员中常住本区的肺结核病人的管理要求同本区户籍结核病人。

(2) 病例发现。①健全、完善因症就诊发现工作,门诊对有疑似的病人进行登记,即报给防保科专职人员,接到报告,首先要确认病人的信息是否正确,同时向病人做好宣教工作,如政府减免政策、结核病防治相关知识、坚持治疗的重要性等,然后网络直报疾控结核病管理条线。②放射科做好可疑症状对象的检查登记。③每月(季)做好资料的汇总:异影的落实等。

(3) 对病人的督导管理。①在病人确诊3个工作日内,与病人签协议书,病人保证按医嘱按时服药及完成整个疗程必需的检查。②随访:在疗程的前两个月内,每个月随访两次。第3个月开始每月随访一次,直至病人治愈。③规范填写家庭督导卡,新登记病人门诊尿测疗程内不少于3次。

(4) 落实减免治疗政策。按照《上海市菌阳肺结核政府减免治疗办法实施细则》、《上海市菌阴肺结核政府减免治疗办法实施细则》要求,落实肺结核病人减免治疗工作,收集病人的有关资料,仔细计算有关减免费用,待上级部门确认后再把予以报销的费用发放给病人。对于外来流动人口,肺结核全球基金项目办还要给病人发放6个月的交通费和营养费,条线人员负责每个月把这些费用从财务科领出来发放到每个病人。并做好专册登记。

（5）健康教育。①组织开展"3.24"结核病防治宣传日活动，有计划、有总结，有文字、图片等记录，并及时汇总上报。②做好结核病病人及家属的宣教，深入社区开展结核病健康宣教活动，发放有关宣传资料。

（6）业务培训。有计划地开展院内医务人员结核病防治知识的培训，条线人员经过业务培训后方可上岗。

2. 结核病防治绩效考核

（1）疫情管理。①疑似、确诊病人报告率100%，报告病人落实（核实）率>99%，网络直报率100%。②"上海市结核病人登记管理卡"填报规范、及时、准确、完整，卡面准确、完整、及时率≥95%，现患病人死卡率<3%。③建立外来流动人口结核病疫情登记簿，落实外来流动人口疑似、确诊结核病人的随访追踪，报告病人核实率≥95%。

（2）督导工作。①全面推行DOTS，严格按照家庭督导要求执行。②新登记病人管理覆盖率100%，菌阳病人家督覆盖率>95%，菌阴病人家督覆盖率>90%，规则服药率>95%。③要求落实肺结核可疑症状者的筛查，做好肺部X线异影患者的登记、随访，做到异影落实率>99%。

（3）健康教育。积极开展结核病防治知识宣传，社区宣传活动覆盖率达到100%，督促病人按期复诊查痰，及时了解药物不良反应。

（六）性病防治

（1）疫情管理人员持证上岗，持证率100%，复训率100%；组织本院医务人员艾滋病性病知识培训，培训率100%。

（2）建立职业暴露登记制度，并及时报告。

（3）组织开展辖区"12.1世界艾滋病日"宣传活动，要求有工作小结，影像资料，并及时上报。

（4）全面开展辖区高危人群的干预工作，每月一次。

（七）寄生虫病防治工作

（1）依据《传染病防治法》和网络直报要求开展疫情报告和自查管理。

（2）完成迁入定居"三病"检疫工作，要求登记完整，编号正确唯一，玻片＋滤纸。

（3）对"三热"对象进行血检疟原虫工作。

（4）对流动人员"三病"检疫对象登记册和体检表登记完整，完整率100%，符合率100%。

（5）开展社区寄生虫防治知识的培训。

（八）精神病人管理工作

1. 人员配备和专业能力

（1）有专职、兼职精防医生。

（2）掌握年度专业培训的业务知识和社区精神病防治康复管理的知识。

2. 专科门诊工作

（1）有精神科固定诊所并挂牌,固定门诊日期,每周不少于一天。

（2）门诊卡做到一人一卡,有专人保管,有专用的门诊卡档案柜,每次门诊做好登记,并与季报数一致。

（3）门诊质量,病史书写规范、用药合理、服氯氮平验血。

（4）免费服药工作开展正常,资料登记与网上传报及时准确。

3. 访视工作

（1）按规定的类别要求访视（拒访除外）,并做好记录。

（2）重点病人月报表于次月 5 日前网上传报。

（3）访视记录与病人实际情况相符,无虚假记录。

4. 初诊回单落实情况

（1）根据区精卫中心初诊病人回单要求实地落实,完整填写回单的全部内容并网上上报。

（2）回单落实时间为本中心发出电子邮件后 10 天。①要求认真出席每一次例会及参加规定的专业培训。②肇事肇祸控制,不发生因监护措施未落实及处置措施不当而发生的重大肇事肇祸事件。③指导开展社区康复。④电脑化管理:要求熟练掌握社区精神病康复系统三级联网电脑操作技术。具备专机及上网设施,各类网络信息查收、处理及时,按时网络传报各类数据。

5. 季报登记工作质量

（1）根据季报质量要求按时、准确完成全年 4 次季报。

（2）做好全年初发病、新发现、迁入、迁出、死亡、失踪、肇事肇祸等各类登记作为电脑底稿。

6. 精神卫生宣传工作

（1）开展多种形式精神卫生宣传,如黑板报、版面、墙报宣传栏、横幅等,每季一次,按季度上报宣传资料提供照片依据。

（2）每年 4 月 7 日世界卫生日围绕宣传主题进行宣传。

（九）慢性病管理

1. 高血压防治管理

（1）根据《上海市社区高血压防治工作指南》建立高血压患者管理卡:在社区

高血压管理中,对新发现的高血压患者建立高血压管理卡。首先看此患者是否经常在一级医院就诊,然后给患者的血压分级[一级(140～159/90～99mmHg)、二级(160～179/100～109 mmHg)、三级≥180/110 mmHg]、再结合危险因素及并存的临床情况分层(低、中、高、很高危层)、确定组别(一组、二组、三组、一般组),最后根据所属组别分别随访:

一组:1 个月随访一次;

二组:3 个月随访一次;

三组:6 个月随访一次;

一般组:1 年随访一次。

社区血压监测人员应根据随访要求将随访内容准确填写在管理卡上,并及时将随访信息录入计算机软件;在随访的同时做好健康宣教工作。

(2) 一级医院开展 35 岁以上病人首诊测压制度,并在医院有告知病员书或醒目标志,实行首诊医生负责制;对血压高值者进行登记,电脑自动生成数据,经确诊者须纳入社区高血压分级管理。

(3) 定期进行形式多样的宣传,特别是针对高危人群的宣教。

2. 高血压管理绩效考核

(1) 35 岁首诊测压工作要求:一级医院于每季度第 1 个月 15 日前上报上一季度《一级医院 35 岁以上病人首诊测压工作季报表》即质控表,内容完整准确,测压率>95%。

(2) 家庭医生服务中心在以往高血压管理基础上开展高血压分级管理工作,高血压监测随访记录完整,分级管理规范,并完成年报表。

(3) 每月按时完成本社区心脑血管疾病的发病、死亡报表和调查工作。

(4) 对监测点上现患病人数、新发病人数、死亡人数要有准确记录。

(5) 对社区居民开展高血压病普查,所获结果可计算患病率。

(6) 按户基线调查要进行 10%质量抽查,合格率 95%以上,将资料有效输入电脑,管理卡与电脑录入的数据一致。

(7) 有计划、有步骤地开展心、脑血管病防治工作,进行多样的宣传,使心、脑血管病的死亡率和发病率得以降低。①社区示范点高血压建卡率≥40%;高血压患者管理覆盖率>18%(注:高血压患病率按 17.65%计算),控制率>40%,随访率≥95%,管理率>60%。②有分管心、脑血管防治工作的医务工作者。③高血压高危人群血压监测率≥80%。④一级医院是否参与社区居民高血压自我管理。

3. 糖尿病防治管理

根据《上海市糖尿病防治工作指南》要求建立糖尿病管理卡:在社区糖尿病管理中,对新发现的糖尿病患者建立糖尿病管理卡。患者在纳入管理的第 1 年,根据首次血糖测量值进行定组,血糖水平为"较差"者(静脉血浆餐前血糖＞7mmol/L、餐后＞10mmol/L)参照一组管理;血糖水平为"理想"(静脉血浆餐前血糖≤7mmol/L、餐后≤10mmol/L)和"一般"(静脉血浆餐前血糖4.4～6.1mmol/L、餐后血糖4.4～8mmol/L)者参照二组管理;葡萄糖耐量减低(IGT)和和空腹血糖受损(IFG)的患者纳入三组管理。最后根据所属组别分别随访。一组:1个月随访一次;二组:3个月随访一次;三组:6个月随访一次。社区糖尿病管理人员应根据随访要求将随访内容准确填写在糖尿病随访记录单上,并及时将随访信息录入计算机软件。在随访的同时做好健康宣教工作。

4. 糖尿病绩效考核

(1)每月按时完成糖尿病的随访及软件录入工作,并按要求送疾控中心进行质控。

(2)按时完成每季度的糖尿病门诊患者的登记表及季度报表、年报表的上报工作。

(3)按疾病控制中心计划要求完成本年度各项任务。

(4)本辖区糖尿病病人管理率85%,规范管理率45%,血糖控制率35%。

(5)一级医院是否开展糖尿病高危人群(IGT、IFG)的筛查、登记管理工作,并负责软件录入和随访管理。

(6)本辖区糖尿病高危人群、糖尿病病人重复报告率＜3%。

(7)电脑录入数据与管理卡数据一致。

5. 肿瘤

恶性肿瘤访视主要包括对新发现的肿瘤患者进行核实、更正诊断,补充相关信息,并进行必要的康复指导;对历年存活的肿瘤患者进行规范管理;及时准确收集区域内恶性肿瘤发病和死亡信息。

(1)初访。社区医生本月收到报告卡后对新发生的恶性肿瘤病例进行初次访视、核实户口、诊断,对报告卡提供的信息及时进行补充、更正;了解新发病例的发病、就诊和治疗情况,并给予合理的康复及规范治疗指导。

访视内容:①患者基本情况:姓名、性别、出生年月、身高、体重、既往史、家属史、工种、户口地址、居住地址等。②病程情况:发病日期、首诊日期、确诊日期和医院、确诊依据、治疗日期和医院及项目。③疾病情况、疾病诊断全称、组织细胞类型、病理分期。④患者目前情况:目前进行的治疗项目、生活质量评分(卡劳夫斯基评分)。

初访时限:每月及时完成上月收到的所有报告卡的初访核实工作。

初访形式:初访应尽可能的以上门,通过与患者(家属)面对面的交流,了解患者情况,传播康复治疗知识,体现社区医院医疗、预防等六位一体功能。

（2）随访。复访是社区医师对户口为本辖区的癌症患者进行分级随访、规范管理；了解患者目前的病情、治疗情况，指导规范治疗和日常生活起居，对晚期肿瘤患者提供必要的医护照顾。

随访内容：①患者目前情况：肿瘤有无转移、生活质量评分。②患者目前医疗照顾需求：目前进行的治疗项目、晚期患者医护照顾的需求。

复访间隔：依据卡氏生活质量评分的结果确定时间间隔，卡氏评分 80 分以上者，至少 12 个月随访一次；50 分以上者至少 6 个月随访一次；50 分以下至少 1 个月随访一次；卡氏评分必须是整数

质控与评价：①每月及时完成访视任务。②了解疾病全程，要求信息真实、可靠、准确。③了解患者治疗需求状况，给予合适的指导和宣传（保密）。④对肿瘤病人复访要求：内容真实、准确，规范指导，杜绝出现"逻辑错误"。

（3）访视工作指标。①及时率≥95％。②失访率≤5％。③死补准确率＞95％、及时率＞90％。④有年度发病及死亡人数统计资料，对现患癌症病人的管理率达 90％以上。⑤现患率、肿瘤病人随访建卡率达 100％，项目填写完整正确，准确率达到 95％以上。⑥定期开展防癌教育（黑板报、咨询、讲座等），相关临床医师的（指南、规范）培训率＞80％。⑦对"四癌"高危人群社区定期随访，复查率≥40％。⑧高危人群初访访视率为 100％，报告随访表、调查表填写合格率＞95％，数据录入准确率＞95％。

6. 牙病防治

（1）做好辖区内幼、小、预备年级 5～12 岁学生两年一循环的龋齿检查及防治工作。做好辖区内居民的龋齿预防及防治的宣教工作。做好辖区内居民口腔卫生健康教育、应知应会培训工作。

（2）配合"六一"节、"9.20"全国爱牙日等活动，做好辖区内学校、居民包括老人、孕妇等口腔卫生健康教育的宣传培训工作。

（3）准时上交牙防各项报表及相关资料，配合疾病控制中心布置的突击性工作。

（十）职业卫生

1. 建立职业危害单位的花名册

记载各企业的主要职业危害因素、接触有害有毒人数等；督促职业危害单位开展职业危害申报和健康体检，并有相关记录；收集报告当地企业职业危害发生情况，并有记录；完成监督检查频率并有完整的监督检查记录；建立职业病报告制度，加强职业病管理，完成网络直报；每季度抽查内科、外科、眼科、五官科、皮肤科等科室门诊登记或病史，各不少于 10 份，并检查以上各科职业病报告制度执行情况，做好详细的书面记录。

2. 环境卫生

(1) 了解社区居民饮用水供给基本情况和社区饮用水水源类型、取水方式等。

(2) 建立社区居民饮用水源台账,登记率达100%。

(3) 建立社区供水单位卫生档案,建档率100%。

(4) 协助疾控中心规范水样采集、保存、运输,确保样品的代表性和真实性。

(十一) 死因调查统计

掌握辖区内死亡人口的基础资料,对辖区内、辖区外死亡病例进行死因调查,每月收集整理并及时上报;查死亡登记册,必填项目填写完整率>95%,《居民死亡医学证明书》个案报告卡填写完整,符合逻辑,报告及时率>95%,漏报率<5%。

(十二) 消毒工作

1. 计划、总结、报表、资料整理归档

工作计划、总结翔实;报表准确、上报及时;消毒工作相应业务资料规范整理归档。

2. 传染病病家消毒

完成率95%,24小时及时率90%,认真、如实、正确填写消毒工作记录。

3. 托幼、学校内传染病消毒指导

对辖区内托幼、学校中发生的传染病病例要求接报后24小时内上门进行消毒指导,并留存书面资料。托幼机构日常消毒业务指导:对辖区内托幼机构开展日常消毒工作的培训及指导检查,书面资料留查。

4. 消毒效果监测

配合区疾控完成本单位及辖区内托幼机构消毒效果监测。

5. 其他

配合区疾控完成各类专题调查和监测工作、完成突发事件处置等工作。

(十三) 放射工作

放射单位建档率100%;建立放射工作人员健康档案,放射工作人员健康档案建档率100%;认真开展放射工作人员"外照射"个人计量监测工作,个人计量超标的单位应配合区疾控进行调查处理;健康教育与健康促进工作有序开展,提高居民放射卫生方面知识。

(十四) 伤害防制工作

院内有伤害防制条线人员和分管领导。

(十五) 眼防

1. 70岁以上老人视力建卡

（1）70 岁以上老人建卡率 95％以上。

（2）＜0.1 一年复查一次。0.1～≤0.3 两年复查一次

（3）0.3 和 0.3 以上 5 年复查一次

（4）建立低视力患者的登记档案，明确诊断及治疗情况，对低视力的白内障患者要求每年复查。

2. 低视力登记及报盲制度

（1）做好现有盲人的登记，区分可治与不可治。对新发盲人进行原发病记录。

（2）眼科门诊做好低视力及盲人登记册，无漏项，筛查出各年龄的盲人并建卡。半年一次报盲，对低视力患者进行转诊登记工作。

（3）对盲人一年随访一次，白内障术后 3 月以上必须进行一次以上随访并建卡记录，做好有无糖尿病史的调查统计。

（4）对干预人群的低视力患者劝导及时配戴矫正眼镜。

3. 出血性结膜炎

（1）门诊做好结膜炎的登记记录。对出血性结膜炎做好疫情报告登记并及时上网，月报及时上报。

（2）做好学校、公共场所急性结膜炎预防知识的宣传及家庭隔离措施的宣传。

4. 健康教育

（1）组织好 6 月 6 日全国爱眼日宣传教育活动，制定爱眼日计划，小结及宣传汇总及时上报。（照片留底）

（2）每季度出一期有关眼病防治方面的黑板报。

（3）做好中小学校的眼保健知识普及教育及知识测试，防盲知晓率达到 80％。

二、医疗

1. 服务质量

（1）医疗制度、政策上墙公布，宣传资料入户，做好政策宣传、问题解答。医疗质量和医疗安全等核心制度齐全，及时更新。有明确的岗位设置及岗位职责，员工熟知其工作职责并严格执行。无违反合作医疗政策的情况发生。

（2）充分利用健康体检、临床诊疗、无偿献血、婚前检查、职业体检、重点人群服务等体检资料，结合主动上门服务，及时将资料记录在健康档案中，以户为单位，逐步为社区居民形成动态的健康档案，居民健康档案建档率达 70％以上。对健康档案提示的健康问题和行为危险因素，开展上门随访服务（包括疾病防治、康复保健、健康教育、心理咨询和计划生育技术指导等内容），实行针对性的健康教育干预措施，重点是不合理的饮食起居方式、生活卫生习惯等；及时汇总上报随访和干预情况并记入健康档案。每户每年免费上门服务 4 次，超过 4 次的，可根据居民健康

需求和自愿原则签订健康服务合同或根据现有收费标准,提供上门服务。

(3) 认真组织参加"三基"培训和考试。制定院内业务学习工作计划。纳入统计口径的中级人员每年学分,家庭医生服务专业技术人员到县级以上医院参加累计不少于2个月的业务知识和技能培训。至少60%的从事临床工作的医师完成省级卫生行政部门认可的全科医师岗位培训或规范化培训。80%的护士和预防保健人员接受过区级以上卫生行政部门举办的全科医学基本概念或基础知识培训。家庭医生服务中心(站)的所有负责人接受过为期至少1周的市级以上卫生行政部门举办或认可的家庭医生服务政策管理与业务技术培训。

(4) 加强急救能力建设,提高抢救成功率。急诊科(室)医护人员应经过急诊专业培训,至少配备一名主治以上职称医师负责业务技术把关。急救药品齐全,无过期,摆放位置固定,专人保管。急救常规抢救方案上墙,做好应急抢救措施,病情危重紧急的,应及时转诊。具备开展常见病、多发病的诊断和鉴别诊断能力,治疗措施到位,护理操作规范,能为居民提供连续性的医疗服务。

(5)《医疗事故争议登记制度》、《医疗安全报告制度》、《医疗事件(争议)处理制度》、《医疗事故防范措施》等各项制度齐全。医疗安全防范得当,无医疗事故。

(6)《影像科质量管理制度》、《检验科管理》、《药品管理》、《病历质量管理》、《院感管理》、《护理管理》等制度齐全。严格执行医护技术操作常规,落实消毒隔离制度,建立消毒及医护差错登记制度,执行一次性医疗废弃物处理规定,记录完整。

(7) 合理转诊和便民服务,提供上门医疗服务,建立家庭病房,开展家庭康复指导、家庭护理,记录及时完整。根据居民需求开展临终关怀服务。对社区居民提供24小时应诊服务,并具备院前急救能力;保持通讯畅通,急救病人在8分钟内得到急救医疗服务;急诊登记及时。接受卫生服务站转诊来的病人;与上级医院建立经常性业务关系;建立转诊制度,签订双向转诊协议,保持渠道畅通,记录完整。

(8) 医护人员熟悉门急诊知识,能提供及时、便捷、有效的医疗救助,工作有记录。医护文书书写规范,(门诊病历、门诊处方、输液观察记录)书写合格率100%,处方合格率100%。

2. 服务效果

(1) 家庭医生服务基础。全科团队数,全科医生数,社区诊断资料利用率,当年取得卫生部级的全科医师资格数,签约家庭户数,健康档案累计数,当年健康档案更新数,当年局级以上科研课题数,当年撰写并发表论文数,当年区级以上科技成果奖。

(2) 医疗数量。普通门诊人次数、出诊人次数、转诊人次数,住院服务床日数(包括残疾人康复)、出院人次,家庭病床服务床日数和手术服务人次数(仅限于已开展此类手术服务)等。

3. 运行效率

合理使用医保费用,医保门诊次均费,医保门诊复诊率,医保住院次均费,医保住院日均费,药品占比,检查占比,治疗占比。家庭医生服务机构利用率、社区门诊总人次数占地区所有门诊总人次数变化率、职工年人均门诊人次数、家庭医生服务机构公共卫生服务量与基本医疗服务量比、家庭医生费用流向。居民卫生常识知晓率。

4. 综合满意度

在患者满意度方面选取投诉、纠纷次数和综合满意度等。从社会满意度、门诊病人满意度、出院病人满意度三方面来考核。

5. 实事创新项目

"一门式"计生服务室,优化门诊流程,区域卫生服务信息共享,中医药进社区能运用适宜中医药及针灸、推拿、火罐、刮痧、熏洗、穴位注射等技术开展中医服务(至少有5种)。掌握常用的中草药验方10个以上,有适宜的中医治疗器具。三、二级支援一级医院,其他自选改革创新项目。

三、保健

(一) 儿童保健

儿童保健是一门兼具预防医学与临床医学特色的医学学科,以保护和促进儿童身心健康和社会适应能力为目标,通过研究儿童的生长发育和健康的规律及其影响因素,依据促进健康、预防为主、防治结合的原则,对儿童群体或个体采取有效的干预措施,提高儿童生命质量,减少发病和降低死亡率。儿童保健学是一门实践性很强的,适应医学向生物-心理-社会模式转变的医学科学,融专业性、技术性、行政性、管理性、科研于一体,涉及儿童躯体保健、心理行为保健及社区保健,以及相关的方法学、管理学等,已经逐渐形成一门独立的学科,并已被国家教育部正式列为妇幼卫生专业的主干学科。

1. 门诊工作内容

(1)0~6岁儿童系统保健管理工作。①监测0~6岁儿童个体生长发育情况,及时发现问题和主要常见病、多发病,并给予健康指导和咨询。②了解和掌握辖区内0~6岁儿童的喂养状况和生长发育水平。③分析掌握辖区内0~6岁儿童的主要健康问题及其主要影响因素,及时采取干预措施。

(2)新生儿疾病筛查阳性召回管理工作。社区接到新生儿疾病筛查阳性召回通知单,于1月内完成上门家访,家访中发放《筛查阳性儿童随访通知单》,请家长在回执联上签名,家长拒绝签名者,由2名家访人员共同签名确认。签名回执及时寄回上海市出生缺陷办公室保管。对于经催访后同意来随访而实际没有来的家长,筛查中心仍通过每季度《新生儿疾病筛查随访督促表》继续催访,家庭医生服务中心继续上门督促,直至有 2 次的上门结果(回执)。

(3)"出生缺陷和残疾儿童报告和管理"工作制度。个案上报及时率和完整率≥90%、个案上报漏报率<2%、质量调查表填写及时率和正确率≥90%.

(4)危重新生儿抢救转运上报工作。根据上海市卫生局文件浦东新区医疗机构发生危重新生儿抢救需转运,挂钩对口单位是上海交通大学医学院附属上海儿童医学中心,因此,新区医疗机构发生危重新生儿抢救需转运时,除了严格执行首诊负责制,积极对危重病儿抢救转运,同时应及时向区妇幼保健所报告,报告形式为电话传真。报告内容:日期、婴儿姓名、疾病诊断、转诊医疗机构、备注。区妇幼保健所做好协调、登记工作。

(5)5 岁以下儿童死亡报告制度。一旦发现 5 岁以下儿童死亡病例,在 24 小时内上报区妇幼保健所。

(6)高危儿的保健管理工作。提高正确识别高危儿童的业务水平,及时转到区妇幼保健所儿保门诊,按上海市"高危儿童(低出生体重儿童)管理工作要求"进行管理,提高高危儿童的健康水平。

(7)应对突发公共卫生事件。根据不同公共卫生事件,拟定不同应急预案,如儿童手足口病应急预案、禽流感应急预案等。一旦发生突发公共卫生事件,应首先启动应急预案、联动相关部门全面开展应对工作。

2. 托幼机构卫生保健管理

(1)分层管理。家庭医生服务中心对辖区内托幼园做好保健管理工作,加强保健、保育、营养工作的指导的检查。每年下托幼机构指导工作不少于 4 次,有业务记录,突出重点,提出问题,有落实措施,反馈结果。

(2)定期召开月会。根据不同季节和不同任务,每月召开托幼例会,有记录,突出重点。

(3)传染病管理工作。做好传染病的预警、检测和上报工作。控制传染病的暴发流行。确保托幼机构防病工作有效的落实。

(4)托幼机构安全工作。指导各托幼机构定期对园所的设施、设备进行检查;对存在问题解决的时间结点,对营养员、保育员的日常操作也必须定期进行抽查,并对抽查结果有定期的反馈,确保幼儿生活活动环节中的安全。

(5)加强晨间检查和全日观察工作。在幼儿来园晨间检查工作中,保证晨检各环节按要求认真落实,保证晨检工作的质量;全日观察中对幼儿异常情况的处理要做好认真的记录,进入观察室的孩子要有处理结果、进入时间、离开的时间和去向记录。

(6)幼儿营养工作。幼儿膳费使用情况要及时与财务进行沟通,为制订食谱提供依据,加强营养员操作过程中的管理;在不同环境温度中的食品放置的要求必须认真执行;有问题的食品一律及时处理,确保饮食安全。

(7) 开展健康体检工作。①做好"六一"儿童体检工作:儿童血红蛋白普查、儿童体格检查和儿童尿常规检查,及时做好资料分析汇总。②做好五官保健工作:定期做好视力筛查,对不良视力幼儿及时转诊妇幼保健所眼科门诊,妇幼所负责落实矫治;做好听力筛查工作,对听力异常幼儿及时转出治疗,并做好随访工作。

3. 信息管理工作

开展儿童保健信息网试点工作;建立信息报表核对制度。

4. 健康教育工作

利用儿保门诊开展健康教育工作;利用托幼机构保健老师开展健康教育工作;积极配合市、区相关部门开展健康教育工作;结合各类卫生宣传日开展健康教育工作。

5. 开展儿童保健相关科研工作

开展"婴儿视力筛查方法的研究"市级医院合作项目;协助上级相关部门开展各项科研工作。

(二) 儿保绩效考核业务指标要求

1. 儿保门诊规范化达标建设 100％

2. 儿童保健指标要求

(1) 0～6 岁儿童保健管理率≥95％,0～3 岁系统管理符合率≥80％。

(2) 6 月母乳喂养率≥85％,6 月纯母乳喂养率≥50％。

(3) 5 岁以下儿童死亡率＜7‰,婴儿死亡率＜5‰。

(4) 9 个月婴儿使用 PA2 听力筛查率≥95％,6 个月婴儿视力筛查率≥95％。

(5) 五病诊断符合率 100％,五病复查复治符合率 100％。

(6) 6 个月婴儿查 HB 率≥95％,6 个月贫血率≤10％。

(7) 12 个月婴儿查 HB 率≥95％,12 个月贫血率≤10％。

(8) 满周岁婴儿 DDST 筛查率≥100％,高危儿 9 个月 DDST 筛查率≥95％。

(9) DDST 筛查异常儿童随访率 100％。

(10) 低体重儿访视率 100％,访视单上交及时率 100％,4 个月低体重儿初次验血率≥90％,低体重儿 6 个月平均月增重 750 克的增磅率≥60％,低体重儿 3 岁内系统管理符合率≥95％。

(11) 0～3 岁家长科学育儿知识宣教,知晓率≥95％。

(12) 协助做好托幼机构工作人员体检工作,体检率 100％。

(13) 集体儿童定期体检率 100％。

(14) 出生缺陷和残疾儿童报告及时率 100％。

（15）高危儿（低体重儿）转诊率 100%（委托单位和特殊情况除外）。

3. 各类报表准确、及时上报

（1）儿保工作年报表和残疾儿童情况年报表，10 月 10 日上报（3+1 方案）。

（2）儿保工作季报表，每季度第一个月 10 日之前上报上一季度报表。

（3）托幼机构传染病事故月报表和 5 岁以下儿童死亡月报表，当月 25 日前上报。

（4）"六一"儿童体检汇总表，6 月底上报。

4. 做好儿保基本资料的登记工作

（1）儿童出生登记。

（2）系统观察登记。

（3）儿童疾病随访矫治登记。

（4）出生死亡登记。

（5）散居及疾病统计。

（6）智测、视力、听力随访登记。

（7）低体重儿、高危儿和第二胎系统管理登记本。

（8）5 岁以内儿童死亡登记本。

（9）疾病转诊登记本。

（10）父母学校、咨询、宣教登记本。

（11）托幼机构基本情况记录（3 张表格）。

（12）托幼机构传染病、事故发生登记本。

（13）托幼机构月会签到记录和巡回登记本。

（三）集体儿童保健绩效指标

（1）定期召开托幼机构保健员月会，有会议记录。

（2）儿童入托体检率和保教人员体检率 100%。

（四）散居儿童系统管理

1. 儿保门诊有固定医师

能严格按照《上海市儿童保健门诊常规》开展工作，门诊设备齐全，体检测量准确，病史记录完整，诊断正确，用药合理。

2. 0~6 岁儿童系统保健管理率

（1）1 岁以下儿童管理率≥80%。

（2）1~3 岁儿童管理率≥70%。

（3）4~6 岁儿童管理率≥90%。

3. 相关资料完整、正确、上报及时

（五）妇女保健

1. 掌握辖区内的孕产妇基本情况

2. 孕产妇的管理

对本街道孕妇在孕 12 周前建立孕产妇保健卡并进行初查,发现高危孕妇要进行登记,并落实去医院诊治;在产妇出院后,妇幼人员要上门进行产后访视(一般二次),将孕妇卡填写完整、回收后上报妇幼所;开展预防艾滋病母婴传播工作,并在门诊开展人体免疫缺陷病毒(HIV)检测;孕前保健与咨询,进一步完善《上海市妊娠梅毒防治实施方案》的管理网络。妊娠梅毒阳性者及时转入新区妇幼院,复诊阳性列入高危管理。

（1）妇女常见病查治。落实本辖区内妇女病普查重点疾病的随访,将筛查卡上的信息录入家庭健康档案管理,开展普查现场宣传,发放宣传资料等工作,并开展咨询工作。

（2）根据生殖健康的要求,在现有妇女保健服务的基础上,开展青春期保健、更年期保健及老年妇女保健等工作。

（3）孕妇学校规范化管理,加强对孕产妇的健康教育,提高自我保健意识。

3. 考核指标

（1）外来孕产妇保健覆盖率 ≥50%。

（2）12 孕周建册率 ≥85%。

（3）孕产妇系统管理率 ≥85%。

（4）妊娠梅毒筛查率 100%。

（5）孕妇学校健康教育率 ≥98%。

（6）B 超大畸形筛查转出率 100%。

（7）高危孕妇管理率(专册登记,随访,妊娠结局) 100%。

（8）母乳喂养率 ≥85%。

（9）青春期健康教育(配有教案,照片,签到等) ≥200 人。

（10）更年期健康教育(配有教案,照片,签到等) ≥200 人。

（11）更年期保健咨询点合格。

（12）平产分娩点知晓率 ≥80%。

（13）流动人口孕产妇健康教育率 ≥80%。

（14）HIV 筛查率 ≥95%。

4. 老年保健

掌握社区 60 岁以上人口动态数据,并根据具体情况建立动态健康档案,掌握社区 60 岁以上老年人的健康问题,为社区老年人提供保健服务,对社区 60 岁以上老年人定期进行健康检查。

四、康复

(一) 社区康复

社区康复作为全面康复的一种重要形式和途径,在我国康复事业的发展中越发显示出其高度的可行性、有效性和经济适用性。社区康复在绩效考核中占一定的比重。社区康复主要有以下几个部分:

1. 组建三级康复工作网络

以街道分管领导为组长,医疗机构、残联干部、社区主任为成员的残疾人康复工作领导小组,由康复主管医师、康复师和中医主治医师组成强有力的康复技术指导站,以三级医院为指导,二级医院为依托,充分利用社区资源,开展社区康复服务。

2. 资料准备

健康知识普及到社区和残疾人手中、工作手册分发到各康复指导员。

3. 人员培训

依托中心的力量,对基层康复院采取集中1～2周或灵活机动的方式进行培训,对患者家属采取两周一次集中的残疾护理及建议康复训练的讲课。

4. 硬件建设

为了方便残疾人,康复站全部设立在一楼,并且专门为残疾人设置无障碍通道。同时根据家庭康复需求,帮助安装家庭康复器材,实施康复服务进家庭服务。

5. 康复需求评估

通过社区诊断,进行社区概况及残疾人普查,查清社区内各类残疾人的数字、地区分布、致残原因、残疾程度、残疾人家庭及各种康复需求情况。重点对有康复训练需求的肢体残疾、弱智儿童、脑瘫儿童、需要心理疏导、康复训练指导的残疾人康复对象进行调查,并按需求分类造册。

6. 康复评估与评价

成立康复评估小组,和家属或照料者一起对病人进行评估,确定康复问题,共同制订康复计划,由康复指导员定期进行康复训练,或指导患者进行自我训练,并定期进行康复效果的评价。

7. 康复训练

按照康复训练"一对一"的原则,每一位被服务对象有一位康复指导员指导训练,每次保证45分钟的治疗时间。康复指导员对每次的治疗作详细的记录,观察患者的功能变化情况,若有问题需及时向上一级康复医师汇报。依照康复计划,本着因地制宜、因陋就简的原则,以康复科或家庭为基地,开展功能锻炼及日常生活能力训练。

8. 及时总结

每3个月对康复工作进行一次总结,适时调整方案。在每年12月底由康复指导员对所有治疗数据进行统计,对工作进行总结并制定下一年度工作计划,向上一级康复网络以书面形式进行汇报。

(二) 评价指标

(1) 建立社区康复指导网,专职(兼职)人员落实。

(2) 具有可康复的残疾人档案资料(包括康复计划、分布实施方案和评估记录)。

(3) 康复面力争达到占可康复对象数的80%。

(4) 掌握社区内需要进行康复治疗的患者情况,并进行综合管理。

(5) 抽查评估残疾人康复效果。

五、健康教育

健康教育是通过有目的、有计划、有系统的传播卫生保健知识和技术,帮助人们树立正确的健康观念,自愿采纳健康的行为和生活方式,消除或减轻影响健康的危险因素,预防疾病,促进健康,提高生命质量。

(一) 社区健康教育的分类

社区健康教育的内容主要有以下三类:

1. 一般性健康教育

帮助了解增强个人和人群健康的基本知识。

2. 特殊健康教育内容

针对社区特殊人群常见的健康问题进行教育。

3. 卫生管理法规的教育

了解法规,提高责任心和自觉性。

此外,我们需要注意的是,城市和农村健康教育的侧重点不同。

(二) 健康教育的基本特征

1. 健康教育分为三个过程

计划、实施、评价。健康教育基本手段:信息传播、行为干预、社区组织。健康教育的目的:消除健康危险因素,预防疾病,促进健康,提高生命质量。知、信、行三个字是表达健康教育内涵的"三字经"。

(1) 健康教育的实质是一种干预措施。健康教育是运用教与学的理论,增加人们的健康知识,从而使人们自愿采取健康的生活方式、有效利用现有的卫生保健资源,最终达到改善人们健康状况,提高生活质量的目的。

（2）健康教育不同于其他教育，其实质是一个干预过程，目的是改变教育对象的不良生活方式和行为习惯。健康教育根据其教育对象可分为健康人群和亚健康人群（包括高危人群）健康教育。

（3）病人健康教育。如今人们不但要求医生会看病、会治病，而且要求医生会解释病情；不但要求看好病、治好病，而且希望得到保健知识，得到精神安慰和心理抚慰；不但有病时靠医生诊治，也希望无病时自己会预防、会保养。这就要求今天的医务工作者既要有妙手回春的技术，又要有防患未然的本领；既要有搞医学科研项目的技术，还要有会写科普文章，会传播保健知识的技巧，这就是新的医学模式（生物—心理—社会）对医务工作者的要求。健康教育已成为每位领导和医务工作者不可推卸的责任和义务。

2. 医务人员是实施健康教育的主体

由于医院健康教育的服务对象多，内容广泛，医院中各业务科室的诊疗护理业务不同，仅依靠少数专职健康教育人员难以完成繁重的健康教育任务。这就要求各业务部门将健康教育纳入科室工作范畴，使医护人员成为实施健康教育的主体，在全院上下形成较为完善的健康教育网络。

3. 重点人群（包括高危人群）健康教育

社区重点人群的健康教育，是根据社区居民不同的年龄、性别、职业、患病等特点，将其划分成相应的重点人群，再根据不同人群的需要，有针对性地开展相应的健康教育活动。认真抓好社区重点人群的健康教育，是实现社区健康促进的有效途径。重点人群包括妇女、儿童、老年人、残疾人、高血压、糖尿病、老慢支等慢性病患者、传染病、艾滋病患者等。

（三）考核方法与要求

1. 考核方法

听取汇报（简洁明了）；查阅资料（反映平时工作情况）；现场察看（宣传栏、控烟情况）；问卷调查（医护人员、患者家属）；个别访谈（医护人员、住院病人）；随机询问（医护人员、就诊者、病人亲属）。

2. 具体要求

（1）医院健康教育组织管理和网络。①组织机构模式。院级健康教育领导小组（主管院长）挂帅，指定一个科（室）为健康教育职能部门，设立 1～2 名相对固定的专兼职人员，各业务科室和各病区都有医护人员作为兼职健康教育联络员，形成自上而下的三级健康教育网络。②院级健康教育领导小组。一般由院长或分管院长任组长，健康教育职能科室和医务科、护理部等各有关业务部门的负责人组成。附有健康教育领导小组人员名单（姓名、性别、年龄、职务、学历、分工或职责）。如有调整人员要及时正式发文通知。其主要职能是领导、规划、组织、协调全院的健康教育工作,将医院健康教育纳入医院工作的议事日程和宏观管理轨道中。建立健全医院健康教育工作制度(工作职责、操作规程、工作档案、考核、评比及奖惩等)。将健康教育纳入年终检查评比的内容之一。

(2) 健康教育职能科室。一般医院将健康教育列入医院办公室或预防保健科的工作范畴,设专职或兼职专业人员负责健康教育业务。主要职能是具体负责全院日常的健康教育工作。主要承担以下工作任务:①提出本院健康教育的年度和阶段性工作计划,并参与组织、实施。②负责本院各科室以及社区健康教育工作的业务技术指导,参与健康教育工作的检查、评比和组织协调。

(四) 反应性评价

家庭医生服务反应性的构成:

1. 对人的尊重方面

(1) 尊严——隐私保护(一人一诊一室)。

(2) 自主性——自己有权决定治疗方案。

(3) 保密性——谈话的保密。

2. 以病人为中心

(1) 病人应得到及时治疗——地理位置、设备和时间。

(2) 治疗过程病人应得到社会支持。

(3) 基本环境设施应该舒适整洁。

(4) 病人可以自主选择卫生机构和卫生服务提供者。

家庭医生服务反应性的测量:

(1) 尊严——隐私保护(一人一诊一室)。

(2) 自主性——自己有权决定治疗方案。

(3) 保密性——谈话的保密。

(4) 病人应得到及时治疗——地理位置、设备和时间。

(5) 治疗过程病人应得到社会支持。

(6) 基本环境设施应该舒适整洁。

(7) 病人可以自主。

(五) 信任度指标

1. 你所感知的医疗质量的内容

(1) 患者与医生的人际交流顺畅。

(2) 医院的硬件环境是好的。

(3) 医生的诊疗水平是好的。

(4) 医院的管理水平是好的。

2. 你认同下列描述的程度

(1) 我对这家医院的总体上是满意的。

(2) 我感觉来这家医院就诊是不错的。

(3) 我对在医院接受的医疗服务很满意。

(4) 我对已经尽最大努力所达到的治疗效果感觉满意。

3. 你认同下列描述的程度

(1) 我对医院医生们的技术能力是信任的。

(2) 我对医院总体是信任的。

第四节　家庭医生绩效评价细则

一、指导思想

为全面贯彻落实"上海市社区卫生服务综合改革实施意见(试行)"的精神,及时转变服务模式及服务理念,全面提升本社区卫生服务中心工作质量、数量和社会满意度。严格控制运行成本,确保实现收支平衡,保障员工基本收入和福利待遇,规范内部分配行为,完善按劳分配、效率优先、兼顾公平、富有激励的分配制度。

二、基本原则

遵循公开、公平、可操作、可持续的原则。建立集中与日常考核相结合、科室与院部考核相结合的方式,体现公共卫生和基本医疗并重的原则。

院、科二级考核原则。日常考核以科室为主,要建立以服务数量、服务质量、工作效率与职业道德等为综合指标的业务考核体系。

考核与职工分配挂钩,体现按绩按劳分配原则。把工作业绩、质量和考核紧密挂钩,要向业绩优、贡献大、效率高、风险大的岗位倾斜。

分配总额控制,确保收支平衡,内部分配适当拉开差距,避免大锅饭倾向,形成良性的激励机制。

引入第三方评估机制,由社管科组织院外有关人员对家庭医生制服务工作进行第三方考评。年终第三方评估成绩与全年绩效分配挂钩。

三、考核要求

考核标准按照卫生局统一制订的考核内容和具体标准,分类别对应于各部门各科室。

各科组根据工作内容、要求和规范标准,依据卫生局考核标准及本办法的相关规定,结合科室实际,制订科组日常考核办法,报院部审核备案。

科组成员由各科组长考核,考核要体现公正、公平,扣分要有具体的内容和标准,不能出现考核分人人相同的情况,否则扣科组长的考核分。科组长由院部考核。

科组考核内容要体现科组成员在日常工作中的质量、效率、遵守规章制度和诊疗规范、服务态度、服从工作安排、工作积极性、完成工作的及时性和真实性等内容。其他相关内容可根据具体情况由科组自查。

院部根据各科室综合量化指标及考核情况制订分配管理办法。

四、绩效考核奖实施细则

中心绩效分配按基本医疗绩效和公共卫生绩效分配二块进行考核评估,具体由中心职能科室(社区管理科、医务科)及专业条线对社区卫生服务中心工作进行月度考核、季度点评、年终汇总、年度考核。

(一) 实施总体细则

1. 基本医疗月常规工作积分:100 分

完成中心基本医疗和社管科规定的家庭制服务数量。

2. 公共卫生月常规工作积分:100 分

在完成规定服务数量同时,服务质量考评由条线质控(医务科质控、精防条线、肿瘤条线、心脑条线、糖尿病条线和全职医生、考评小组人员),按区卫生局和区社管科制定工作标准进行综合评价。

3. 第三方评估分:100 分

引入第三方评估机制,由社管科组织有关人员以月为时间单位对工作进行第三方考评,考评方式为门诊病人 20 名、住院病人 20 名和团队服务对象(残疾人、80岁以上老人、慢性病管理对象、老干部等)30 名的数量对服务的满意度进行评价,以百分计算进行评价得分。

4. 季度点评

在考核评估过程中如发现问题应及时向社区管理科反馈、及时整改。

5. 加分项目

除常规工作外,基本医疗绩效分配增长比例按每月同期增长比例计算。公共卫生(家庭医生制)绩效分配按参加服务项目形式加奖,以每完成一项目 5 分为累计单位。开展课题等项目者按负责、参与不同以年度加分 20、10 分计算。

考分权重:基本医疗月常规工作积分、公共卫生月常规工作积分、第三方评估分按 4∶4∶2 比例加权。

年度考核结合卫生局考核结果与职工基本医疗和公共卫生绩效分配总量相挂

钩。以各条线年区得分的平均值为分界线,平均分以上取正分值,平均分以下取负分值,然后计算绩效分配额度。

(二) 具体细则

1. 基本医疗部分

(1) 总额确定:年度可分配奖金总额的50%～60%按月分摊并参照预算执行进度。公式如下:

$$总额/12 个月 × 当月预算完成率 = 当月奖金总额$$

$$当月预算完成率 = 当月预算外收入÷(年度预算外收入/12)×100\%$$

(2) 额定基本系数:基本系数 = (基础系数 + 修正系数)× 岗位系数。

职称系数

副高级	中级	师级	士(员)级	无职称	后勤
1.6	1.4	1.2	1	0.8	0.8

职务系数

行政正职	副职	行政条线	科主任	科副主任
2.4	2.2	1.8	1.5	1.3

注:副职:副书记、副院长;

　　行政条线:办公室主任、医务科长;

　　科主任:中层正职;

　　科副主任:中层副职;

　　职称系数、职务系数两者只享受一项,本着就高不就低的原则。

岗位系数

科室	行政、财务	卫防	医生	药政、医技、护士 (预检、护理院护士为1)	后勤
岗位系数	1	1.05	1.15	1.10	0.9

(3) 相关考核参数(考核变量):

工作量参数:

工作量 =(当月实际工作量/工作量核定指标 + 当月工作量指标/
　　　　部门平均工作量指标)÷2

药品构成比参数:

　　药品构成比参数=1-(当月药品构成比-药品构成比指标)

凡未涉及相关考核的科室人员,以上两项参数均设为1。

(4) 当月考核系数:

$$当月考核系数 = 基本系数 \times 相关考核参数$$

说明:精确到小数点后 2 位。

月度绩效奖测算:

$$科室月度绩效奖 = 当月奖金总额/当月考核系数总和 \times 科室当月考核系数和$$

科室二级分配原则:月奖测算到科室后须经过科室考核后再分配到个人。具体办法为:

$$个人月度绩效奖 = 科室当月奖金总额/科室当月考核系数和 \times 个人当月考核系数 \times 个人当月综合考核分 \times 个人当月工作日参数 + 科室当月奖金分配余额/科室内个人当月综合考核分总和 \times 个人当月综合考核分$$

注:个人当月工作日参数 = 个人当月实际工作日/当月应工作日

(5) 考核单元。考核单元分为:病房护理部、门诊医生组(包括内、外、妇、儿、中医、口腔、全科)、医技组(包括检验、B超、心电图、放射科,工作量分别额定)、药政组(包括门诊药房和药库)、卫防组、财务科(包括财务、收款室、出入院处)、行政组、后勤组。

(6) 卫防科月奖发放调整办法。由于卫防科的工作性质,其工作量在目前条件下无法量化考核,故对卫防科的月奖发放作适当调整,具体办法为:按以上办法测算后按 80% 发放,预留 20%。待年终考核(或半年考核,具体根据卫生局考核安排)后再行发放。测算公式为:个人月奖余额 $\times$ (条线考核分/防病考核分)。

2. 公共卫生部分

(1) 全科团队绩效按服务量、服务质量和居民满意度为考核依据,实行团队绩效考核。原则上每位家庭医生管理 2500 名社区居民,村区 2000 名社区居民,每位家庭健康助理协助家庭医生管理 800～1200 名居民。团队绩效可分配总量控制在总服务人口公共卫生经费 50%～60%。

(2) 公共卫生绩效享受系数见表 5-1。

(三) 年度绩效考核奖

年度奖金总额的余额作为年度绩效考核奖发放,根据病人满意度、个人年度考核结果发放。具体办法为:中心每季度对每科室测病人满意度一次,年底汇总并参照卫生局对中心测评的满意度得出总满意度。职工年度绩效考核应发数为:年度绩效考核奖 $\times$ 职工所属科室的病人满意度。然后再根据个人年度考核结果发放:合格的 100%,基本合格 50%;不合格:不得奖。原则上年度绩效考核奖的 80% 按实发放,20% 按基本系数发放。病事假按规定扣除。

表 5-1　公共卫生绩效享受系数

类　别	职　称	基　数	职称系数	合　计
家庭责任医生	团队长	1.0	0.4	1.4
	全科主治医师	1.0	0.3	1.3
	全科医师	1.0	0.2	1.2
	临床执业医师	1.0	0.1	1.1
家庭责任医生助理	临床执业助理医师	0.8		0.8
	公共卫生执业医师	0.8	0.1	0.9
	公共卫生执业助理医师	0.8		0.8
	主管护师	0.8	0.2	1.0
	护师	0.8	0.1	0.9
	护士	0.8		0.8
	药师	0.8	0.1	0.9
	药士	0.8		0.8
	检验师	0.8	0.1	0.9
	检验士	0.8		0.8
	其他支持人员	0.3		0.3

第六章　社区家庭医生沟通理论与技能

英国学者弗列克斯曾指出,把医学作为一种技术来掌握是非人道的,因为医疗服务的对象是生了病的人,其核心是为人服务。随着人民群众生活水平的不断提高,患者及其家属维权意识的显著增强,患者对医疗服务质量的要求也日益提高,他们无论是从躯体上还是从心理上,都要求得到更好更优质的服务。虽然我国的卫生法制建设在不断完善,现行医改政策也逐渐使得人民群众享受到更多的实惠,但与此不相适应的是近年来医患关系较为紧张、矛盾较为突出。因此,在医患互动的过程中,医生不仅要面对患者的躯体疾病,又要面对患者的情感需求,单纯地依靠医疗技术已无法有效地为病人服务。造成医患关系紧张的原因固然很多,但医生具有高超的沟通技巧,是缓解医患矛盾、构建和谐医患关系的"良方",也是构建和谐医院的重要手段。

第一节　沟通的基本概念

一、沟通的定义和内涵

沟通无处不在,人类社会活动的方方面面都离不开沟通,都需要建立在信息有效传递的基础上。特别是在信息呈爆炸式增长的时代,每个人每一天都被大量的信息所包围着,为了更有效地传递信息、实现个人或组织的既定目标,有效地沟通和良好的沟通能力已成为人们的共识。

(一) 沟通的定义

沟通(communication)一词,源于拉丁语的动词 communis,意为"分享、传递共同的信息"。《大英百科全书》认为,沟通就是"用任何方法,彼此交换信息。即指一个人与另一个人之间以视觉、符号、电话、电报、收音机、电视或其他工具为媒介,从事交换消息的方法"。《韦氏大辞典》认为,沟通就是"文字、文句或消息之交通,思想或意见之交换"。《新编汉语词典》有关"沟通"之意的词条解释是:"使两方能通连。"从中西方对"沟通"的各种解释中可以看出,"沟通"词义包括两个要素:一是双方的参与;二是双方的求同。

由于每个作者的社会文化背景和观察角度等的不同,对沟通所下的定义也不同。例如,桑德拉·黑贝尔斯(Saundra. Hybels)的定义强调沟通的行为性,认为沟通是人们分享信息、思想和情感的任何过程。西蒙则侧重于强调沟通信息的共享,认为沟通"可视为任何一种程序,借此程序,组织中的每一成员,将其所决定的意见传送给其他有关成员"。孔茨(H. Koontz)则把沟通解释为:"信息从发送者转移到接受者那里,并使后者理解该项信息的含义。"这个解释着重于信息沟通的过程模式,着重研究信息的发送者、信息的传递和信息的接收者。此外,这一概念还注意到了那些干扰正常沟通的"噪声"和如何有助于沟通的反馈等问题。

以上几种对沟通的解释不尽相同,可以从中看出无论何种解释都具备三个基本条件:①沟通的主体至少涉及两个人;②沟通必须有一定的沟通客体,即沟通的信息;③沟通必须具有一定的信息传递渠道。这三个基本条件在医患双方的沟通中也同样适用。

(二) 沟通的内涵

1. 沟通是信息的传递

如果信息和想法没有被传递到,则意味着沟通是没有效果的。在患者的就诊过程中,如果医生针对患者的病情,制定了详细而周密的治疗方案,但若这个方案过于晦涩难懂,或者医生根本没有向患者进行细致地解释说明,那么医患之间的此次沟通就是无效的,由此带来的后果就是患者的依从率不高,治疗的效果也不能达到最佳。

2. 有效沟通需要信息被理解

信息的传递不是沟通的目的,有效沟通才是关键。有效沟通要求被传递的信息能够被接受者所理解。因此,完美的沟通是经过传递后被接受者感知到的信息与发送者发出的信息完全一致。也就是说,传递的信息必须清晰明确,必须要让接收者听明白。只有当信息招致你的听众作出你所期望的反应时,才算成功。

3. 外在的符号是沟通过程的媒介

一个观念或一项信息并不能像有形物品一样由发送者传送给接受者。语言、身体动作、表情等都是一种符号。但这些符号不是信息本身,每个人"信息—符号储存系统"各不相同,对同一符号(例如语言词汇)常存在着不同的理解,传送者需要把要传送的信息"翻译"成能被接受者理解的符号,而接受者则需对其进行"回译"。例如,"阑尾切除手术",这几个字眼在医生和患者心目中,对其体验和认识的程度就不同,继而会造成对这个事件结果的预期也不同。但问题在于,许多医生并没有意识到这一点,忽视了不同个体间"信息—符号储存系统"的差异,自认为自己的词汇、动作等符号能被对方还原成自己欲表达的信息,但这种假设往往是不正确的,进而导致了不少沟通问题。

4. 良好的沟通常被错误地理解为沟通双方达成协议,而不是准确理解信息的意义

良好的沟通常被人理解为沟通双方或者多方之间达成了一致共识,但殊不知,这并不是良好沟通的本质。良好沟通的本质是信息接受方能准确理解信息传递方的欲表达的意思。如果有人与我们意见不同,不少人认为此人未能完全领会我们的看法,但是事实上,你可能非常明白对方的意思却不同意对方的看法。沟通双方能否达成一致协议,别人是否接受自己的观点,往往并不是由沟通良好与否这一个因素决定的,还涉及双方的根本利益是否一致,价值观念是否类同等其他的关键因素。

5. 沟通的信息包罗万象

在沟通过程中,我们传递的不仅仅是消息,还有我们的思想、情感、态度和观点等。这些信息、思想、情感等可以是关于人类社会活动的,也可以是关于自然界客观规律的,可以是虚无缥缈、与我们风马牛不相及的,也可以是极其具体、与自己切身相关的,如正在进行的手术。沟通中的信息覆盖范围广泛,无所不包。

二、沟通的特点和作用

(一) 沟通的特点

1. 沟通双方的互动性

一般情况下,沟通不是单项信息传递,而是沟通双方两者之间的双向信息交流,即沟通双方互为主客体,每一方都既是发送者又是接收者,各自不断地向另一方传递信息。

2. 沟通的不可逆性

沟通过程一旦完成,所发出的信息及造成的影响是不可逆的。首先,一旦信息发出并被接收者截获就无法收回,即所谓的"泼水难收";其次,接收者一旦被某一信息影响,其后果也不可能再收回。虽然可以修正以前信息的影响,但无法消除已实现的效果。

3. 沟通双方的动态性

沟通双方是动态的,不断地受到来自他人信息的影响,各自的心理和行为都会在不断的变化。沟通的目的不是为了获得信息,更重要的是使双方的思想和行为得到某种程度的改变。

4. 沟通双方对交往的情境有相同的理解

沟通总是在某种特定的环境条件下进行的。因此在沟通中,双方对交往的情境必须有相同的理解,否则将无法沟通,或者产生沟通障碍,使得沟通的效果大打折扣。例如,患者由于某一特殊疾病来就诊,医生自认为提供了能够足以保护患者隐私的环境,但若患者认为当前沟通的环境仍不足以保护他的隐私,那么他就会在与你沟通中刻意隐瞒某些信息,这种对同一场景的不同理解或者彼此的不信任,就容易造成不佳的沟通效果。

(二) 沟通的重要性

1. 收集资料与分享信息

患者的疾病变化受到诸多因素的影响,为了能够更有效的治疗患者的疾病,这就要求医生与患者保持持久的沟通,获得相关的各种信息与情报,从而使得治疗方案更具有针对性,极大的降低患者的医疗费用负担,缓解疾病给患者所带来的痛苦。

2. 建立和谐的人际关系

沟通是人们一种重要的心理需要,它可以解除人们内心的紧张与怨恨,使人感到舒畅。医患之间的沟通,可以使医患双方的互相沟通中产生共鸣和同情,加深彼此的了解,使医患双方能够友好相处,彼此和平敬重,进而建立互信和融洽的伙伴式关系。

3. 调动患者参与治疗的积极性

沟通是凝聚剂、催化剂和润滑剂,沟通可以了解患者的愿望,满足患者的需要;沟通可以让患者了解医生的治疗方案,增强患者对自身健康的维护意识,提高患者对治疗方案的依从性,并积极地配合医生完成诊疗疗程。

4. 使治疗方案更加合理与有效

不同的家庭有着不同的现实条件,相同的疾病有着不同的疾病诱因。为了使治疗方案具有较强的可操作性,同时也使得治疗方案能够被患者较好地接受,这就需要医生和患者之间建立良好的沟通关系。虽然医患之间存在着信息不对称的情况,但通过沟通,能够降低信息不对称对最终治疗方案形成的影响。

三、沟通的过程

当人们之间有沟通的需要时,沟通的过程就开始了,人与人之间的交流是通过信息的互相传递及了解进行的,人际沟通实际上就是互相之间的信息沟通。信息沟通过程始于需要沟通的主动者,即信息的发送者(见图 6-1)。

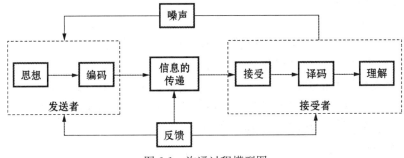

图 6-1 沟通过程模型图

1. 信息源

信息源即信息发送者,指有信息并试图进行沟通的人。他们激发沟通过程,决定以谁为沟通对象,并决定沟通目的。作为沟通过程的信息源,在实施沟通之前,必须首先在自己的记忆库里选择出试图沟通的信息,然后将这些信息转化为可以接受的形式,如文字、语言或表情等。

2. 编码

编码(encoding)是指信息发送者把拟传递的信息转换为信息发送者自己与接受者双方都能理解的共同"语言"或"信号"的过程。编码之所以必要,是因为信息只有通过一定的代码或信号,才能从一个人传达到另一个人。既然编码的目的在于沟通,发送者就必须尽力通过选择其确信与接收者具有相同理解的表达形式如语言或者动作语言等,与接收者建立"共同"的意义关系。

3. 信息传递渠道

编码后的信息必须通过一定的信息传递才能传递到接受者,没有信息传递渠道信息不可能传递出去,沟通也就成了空话。信息传递渠道有许多,如书面文件、电话、电报、电视、互联网,等等。选择什么样的信息传递渠道,要考虑沟通的场合、方便程度、沟通双方所处环境拥有的条件等因素。不同地信息传递渠道都各有利弊,信息的传递效率也不尽相同。因此,选择适当的信息传递渠道对实施有效的信息沟通是极为重要的。

4. 信息接受者

信息接受者先接受到传递而来的"共同语言"或"信号",然后按照相应的办法将它还原为自己的语言即"译码",这样就可以被信息接受者理解了。当信息接受者需要将他的有关信息传递给原先的信息发送者时,此时他自己变为了信息的发送者。在接受和译码的过程中,由于接受者的教育程度、技术水平、价值观、理解力以及当时的心理活动等,均会导致在接受信息时发生偏差或疏漏,也会导致译码过程中出现差错,这样就会使信息接受者所理解的信息与信息发送者所传递的信息之间存在一定偏差。

5. 解码(decoding)

解码是接收者解释信号并将其转换成有意义的信息的过程。整个过程分为两个阶段。首先,接受者必须接收到这些信号,然后才能对其进行解释。接收者过去的经验、对动作语言的判断力、预期(人们总是听到他们想要听到的)以及与发送者意义上的共同性等,都会对解码产生影响。从总体上看,接收者的解码越是与发送者所要表达的意义一致,沟通就越有效。

6. 噪声

人们之间的信息沟通还经常受到"噪声"的干扰。噪声(noise)是指一切干扰、混淆或者模糊沟通的因素。噪声可以来自沟通渠道（channel）或传输方式，比如传递口语的空气或用于书写的纸张。噪声可能是内在的（比如接收者精神不集中），也可能是外在的（比如信息受到环境中其他声音的干扰）。噪声可能存在于沟通过程的任一个环节，在编码阶段和解码阶段尤为突出。

7. 反馈

反馈则是检验信息沟通效果的再沟通。反馈对于信息沟通的重要性在于它可以检查沟通效果，并迅速将检查结果传递给信息发送者，从而有利于信息发送者迅速修正自己的信息发送，以达到最好的沟通效果。

图 6-1 简要地展示了沟通过程的完整路径。事实上，沟通的过程、沟通的形式远比该图所展示的复杂，为了提高沟通的有效性，我们需要进一步了解沟通的类型以及影响有效沟通的一些主要因素。

四、沟通类型

根据沟通发生的组织性质上的差异，可以将沟通分为正式沟通和非正式沟通；根据信息传递的方向不同，可以将沟通分为下行沟通、上行沟通和平行沟通；根据信息载体的异同，沟通可分为言语沟通（verbal communication）和非言语沟通（nonverbal communication）。本章节仅对言语沟通和非言语沟通进行探讨，具体如图 6-2 所示。

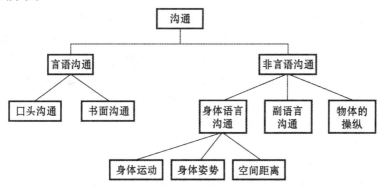

图 6-2　沟通的分类

言语沟通建立在语言文字的基础上，又可细分为口头沟通和书面沟通两种形式。人们之间最常见的交流方式是交谈，也就是口头沟通。常见的口头沟通包括演说、正式的一对一讨论或小组讨论、非正式的讨论以及传闻或小道消息传播。书面沟通包括备忘录、信件、组织内发行的期刊、布告栏及其他任何传递书面文字或符号的手段。非言语沟通指通过某些媒介而不是讲话或文字来传递信息。交相闪烁的红绿灯、慷慨激昂的语调都属此类。非言语沟通内涵十分丰富，包括身体语言沟通、语调、物体的操纵、甚至空间距离等多种形式。

1. 言语沟通

（1）口头信息沟通。绝大部分的信息是通过口头传递的。口头信息沟通方式十分灵活多样，常见的方式包括演说，正式的一对一讨论或小组讨论，非正式的讨论以及传闻或小道消息的传播。

口头信息沟通是所有沟通形式中最直接，也是最常见的沟通方式。它的优点是快速传递和即时反馈。通过这种方式，信息可以在最短时间内被传送，并在最短时间内得到对方的回复。如果接受者对信息有疑问，迅速的反馈可使发送者及时检查其中不够明确的地方并进行改正。

口头信息沟通也有缺陷：①与其他沟通方式相比，存在巨大的失真的可能性。在信息传递过程中涉及的人和渠道越多，信息失真的潜在可能性就越大；②沟通范围有限，尤其是在团体沟通的场合，使用起来有困难；③随机性强，发讯者与接收者有时会提出一些不应提的问题，影响效率；④沟通双方采取面对面方式，会增加彼此的心理压力，影响沟通效果。

（2）书面信息沟通。书面信息沟通包括备忘录、信件、组织内发行的期刊、布告栏及其他任何传递书面文字或符号的手段。

书面记录具有有形展示、长期保存、可以核实等优点。一般情况下，发送者与接受者双方都拥有沟通记录，沟通的信息可以长期保存下去。如果对信息的内容有疑问，过后的查询是完全可能的。这点对于复杂或长期的沟通来说尤为重要。患者的健康信息是一个连续的并且能够持续很长一段时间的文档，以书面的方式记录下来，可以使医生在保健计划或健康维护的实施过程中有一个依据。书面沟通的最终效益来自于其过程本身，这源自它的一个特殊属性，即书面语言比口头语言更能促使我们形成一个周全的考虑，同时把东西写出来也能促使我们对自己要表达的东西进行更认真地思考。此外，书面沟通的内容易于复制、传播，这对于大规模传播来说，是一个十分重要的条件。

当然，书面沟通也有自己的缺陷。首先，相对于口头沟通而言，书面沟通耗费时间较长。同等时间的交流，口头比书面传达的信息要多得多；其次，书面沟通不能及时提供信息反馈。口头沟通能使接受者对其所听到的东西及时提出自己的看法，而书面沟通缺乏这种内在的反馈机制，其结果是无法确保所发出的信息全被接收到，即使接收到，也无法确保接受者对信息的诠释正好是发送者的本意。发送者往往要花费很长的时间来了解信息是否已被接收并被准确地理解。

2. 非言语沟通

一些极有意义的沟通既非口头形式也非书面方式，而是通过非文字告诉我们信息的，例如一个人的衣着打扮、谈话时的一举一动。中医"望闻问切"中的望，就是强调通过观察病人的体表特征来对病人的病情作出诊断。美国心理学家艾伯特·梅拉比安经过研究认为：在面对面的交谈中，信息的 55％ 来自于面部表情和身体姿态；38％ 来自于语调；而仅有 7％ 来自于真正的词汇。因此，恰当地使用非言语沟通形式可以提高沟通的效果。熟为人知的非言语沟通主要包括身体语言沟通、副语言沟通、物体的操纵等。

（1）身体语言沟通。身体语言沟通是通过动态无声的目光、表情、手势语言等身体运动或者静态无声的身体姿势、空间距离及衣着打扮等形式来实现沟通。人们首先可以借助面部表情、手部动作等身体姿态来传达诸如攻击、恐惧、腼腆、傲慢、愉快、愤怒等情绪或意图。固然，身体上的任何行动都会把一些信息传达给接收人，但是，我们必须根据我们过去对于各种不同类型人物的经验，而不是眼前的情况来对人下定论，以免造成错误。例如，患者的哭泣可能是因为过于悲伤而哭泣，也可能是由于医生的治疗方案给患者带来了希望而造成的喜极而泣。

（2）副语言沟通。副语言沟通是通过非语词的声音，如重音、声调的变化，哭、笑、停顿来实现的。心理学家称非语词的声音信号为副语言。最近的心理学研究成果揭示，副语言在沟通过程中，起着十分重要的作用。一句话的含义不仅取决于其字面的意义，还取决于它的弦外之音。语音表达方式的变化，尤其是语调的变化，可以使字面相同的一句话具有完全不同的含义。比如一句简单的口头语，"真棒"，当音调较低，语气肯定时，"真棒"表示由衷的赞赏；当音调升高，语气抑扬，说成"真棒"时，则完全变成了刻薄的讥讽和幸灾乐祸。

（3）物体的操纵。除了运用身体语言外，人们也能通过物体的运用，环境布置等手段进行非言语的沟通。日常生活中，我们不难发现，专业人员和管理人员的办公室一般是严肃的，秘书们的办公桌却被特殊的陈列品、挂在墙上五颜六色的明信片和宣传画等包围着。在我们的工作中，医生也可以通过装饰自己的办公场所来展示本人的格调，透过这些装饰，可以让患者对医生的性格、特征产生一个初步的认识。但医生的这种装饰要结合自己所服务的患者对象，若医生的服务对象是成年人，那么办公室装饰的过于天真、童趣，就容易给人造成一种不成熟的感觉。

随着科学技术的进步，言语沟通和非言语沟通的形式也发生了巨大变化。如电子媒介。当今时代我们越来越依赖各种各样复杂的电子媒介传递信息例如电话、传真机等，将这些设备与言语和纸张结合起来就产生了更有效的沟通方式。其中，发展最快的是电子邮件，只要计算机之间以适当的软件相连接，个体便可通过计算机迅速传递书面信息。存贮在接受者终端的信息可供接受者随时阅读。电子邮件因其快速、廉价等特点而倍受人们的喜欢，它可以同时将一份信息传递给多人。当然，它也有它固有的缺点。

又如电视会议。当由于路途遥远、时间紧急等特殊情况，我们也可以采取电视会议的形式进行沟通。在这种形式中,我们不仅能彼此听见,还能看到各自的表情或讨论某些看得见的陈列物,在讨论技术时,这种信息沟通方法比显示图解和图表有用。此外,电视会议还可以节约差旅费用和时间。当然,这种信息沟通形式的成本是高昂的。同时,由于这种方法安排会议比较省事,很可能会把没有必要的会议开得过多。并且,由于这种会议方式运用很新的技术,设备使用过于频繁,容易受损。更重要的一点是远距离通讯会议是对彼此间面对面进行会晤的一种难尽人意的替代形式。尽管如此,这种会议形式还是得到追求高效的人们的青睐。

五、信息沟通的网络

1. 链式沟通

链式沟通是信息在沟通对象间只进行单线、顺序传递的形如链条状的沟通网络形态。在这种单线串联连接的沟通网络中,居于两端的人只能与内侧的一个沟通对象联系,居中的人则可分别与两端的人沟通信息。沟通对象之间的联系面很窄,平均满意度较低。信息经层层传递、筛选,容易失真,最终环节收到的信息往往与初始环节发送的信息差距很大。如在健康信息的沟通中,若家庭的户主从医生那里得到了关于健康保健的信息,然后他把这些信息告诉他妻子,妻子再把这些信息转达给他们儿子,并且彼此间不再就这些信息进行其他沟通的情况下,这样的信息传递过程就形成了一个简单的链式沟通结构。

2. 环式沟通

环式网络可以看作是将链式形态下两头沟通环节相连接而形成的一种封闭式控制结构。它表示组织所有沟通对象间都不分彼此地依次联络和传递信息。由于环式网络中的每个人都可同时与两侧的人沟通信息,因此大家地位平等,不存在信息沟通中的领导或中心人物。优点是民主气氛较浓,沟通对象都有一定的满意度;缺点是沟通速度较慢,信息易于分散,难以形成中心。由于沟通的渠道窄、环节多,信息沟通的速度和准确性都难以保证。如上例,若医生主动上门进行健康宣教,并就某一个健康问题的影响因素与家庭所有成员进行讨论,此时的信息传递形式就形成了一个环式沟通结构。

3. 轮式沟通

这种网络中的信息是经由中心人物而向周围多线传递的,结构形状因为像轮盘而得名。这属于控制型沟通网络,其中只有一个沟通对象是各种信息的汇集点与传递中心。因此,信息沟通的准确度很好,集中化程度也较高,解决问题的速度快,医生的控制力强,预测程度也很高。但由于沟通通道少,其他沟通对象的满意度低,家庭成员的依从性可能会较低,而且此网络中的医生在成为信息交流和控制中心的同时可能面临着信息超载的负担。一般来说,如果当医生认为某个事情非常严重,需要进行严密控制,同时又要争取时间和速度时,可以采用这种形式。

4. Y式沟通

Y式沟通是一种纵向沟通网络,与轮式网络一样,Y式沟通中也有一个沟通对象位于沟通网络的中心,作为沟通的媒介,成为网络中因拥有信息而具有权威感和满足感的人。这种情况在企业里经常能看到,例如,主管、秘书和几位下属构成的倒Y式网络,就是秘书处于沟通网络中心地位的一个实例。这种网络的优点是集中化程度高,较有组织性,信息传递和解决问题的速度都较快,组织控制比较严格。但是,由于沟通对象之间缺少直接的横向沟通,不能越级沟通,除秘书外,全体成员的满意程度比较低,影响沟通对象的士气,阻碍工作效率的提高。同时,与轮式网络相比,因为增加中间的过滤和中转环节,容易导致信息曲解或失真,因此沟通的准确性也受到影响。

5. 全通道式沟通

这是一个全方位开放式的网络系统,所有沟通对象之间都能进行相互的不受限制的信息沟通与联系。采用这种沟通网络的组织,集中化程度及医生的预测程度均很低。由于沟通通道多,沟通对象的平均满意程度高且差异小,所以有利于提高士气和培养合作精神。同时,这种网络中具有宽阔的信息沟通渠道,沟通对象可以直接、自由而且充分地发表意见,有利于提高沟通的准确性。这对于解决复杂问题,增强组织合作精神,提高士气均有很大作用。但由于这种网络沟通的渠道太多,易造成混乱,沟通过程通常费时,从而影响工作的效率。

各种沟通方式均有优点和缺点,我们应该取其长而弃其短。针对不同的工作任务和家庭特点,选择不同的沟通形式。各种形式对沟通对象行动的影响差异见表6-1。

表6-1　5种沟通网络的比较分析

	解决问题速度	信息精确度	集中化程度	预测度	士　气	工作变化弹性
链式	较快	较高	中等	中等	低	慢
轮式	快	高	很高	很高	很低	较慢
环式	慢	低	低	低	高	快
全通道式	最慢	最高	很低	很低	最高	最快
Y式,倒Y式	较快	较低	高	高	不一定	较快

第二节　影响有效沟通的障碍

沟通的目的不是信息传递,而是为了使信息接受者感知到的信息与信息发送者发出的信息完全一致。因此,为了提高信息沟通的有效性,我们有必要了解有效沟通的标准以及影响有效沟通的主要因素,以便我们锤炼必要且实用的沟通技巧。

一、有效沟通的理论

1. 约哈里窗口

这是美国著名社会心理学家约瑟夫·鲁夫特和哈里·英格姆对如何提高人际交往成功的效率而提出的理论。它认为人与人之间在许多方面都存在差异,所以每个人所知觉到的内容往往是不同的,也因此造成了人们在沟通上的障碍。

表 6-2　约哈里窗口

对方＼自己	已知	未知
已知	开放区域	盲目区域
未知	秘密区域	未知区域

为了有效沟通,我们必须与对方进行紧密合作、扩大开放区域、缩小盲目区域和秘密区域。要达到这一目的,可采取两种策略——自我暴露和反馈。

2. 人际沟通中的 PAC 分析

该理论又称为相互作用分析理论。它认为人际沟通是人们相互作用的和相互影响的过程,个体的人格特征会影响到人际沟通的效果。PAC 分析的理论基础是心理学的"自我状态",即认为每个人的人格特征是由 3 种心理状态构成:父母自我状态、成人自我状态和儿童自我状态,分别用 P、A、C 来表示。人的行为特征可以由这 3 种不同状态之间的自由组合来概括(见表 6-3)。

表 6-3　不同 PAC 结构管理人员的行为特征

PAC	行为特征
高低高	喜怒无常,个人支配欲强,有决断,喜欢被人歌颂、捧场和照顾
高低低	墨守成规,家长作风,易养成下属的依赖性
低低高	有稚气,对人有吸引力,喜欢寻求友谊,用幼稚的幻想进行决策,讨人喜欢但不是称职的领导
低高低	客观,重视现实,工作刻板,待人比较冷静,难以共处,只谈公事,别人不愿与之谈心
高高低	容易把"父母"的心理状态过渡到"成人"状态,若经过一定的学习和经验积累,可成为优秀的领导人
低高高	最理想的管理者,"成人"和"儿童"的良好性格结合在一起,对人对事都能处理好

二、有效沟通的标准

有效沟通 7 个"C"准则:可依赖性,一致性,内容,明确性,持续性与连贯性,渠道,被沟通者的接受能力。有效沟通的 7 个"C"实际上是指人际沟通良好的基本准则。

1. 可依赖性(credibility)

沟通的发送者与接受者之间建立彼此信任的关系。沟通应该从彼此信任的氛围中开始。这种氛围应该由作为沟通者的组织创造,这反映了他们是否具有真诚地满足被沟通者愿望的要求。被沟通者应该相信沟通者传递的信息并相信沟通者在解决他们共同关心的问题上有足够的能力。

2. 一致性(context)

沟通的方式与组织内外环境相一致。沟通计划必须与组织的环境要求相一致,必须建立在对环境充分调查研究的基础上。

3. 内容(content)

信息的内容必须对接受者具有意义,必须与接受者原有价值观具有同质性,必须与接受者所处的环境相关。一般来说,人们只接受那些能给他们带来重大回赠的信息,信息的内容决定了公众的态度。

4. 明确性(clarity)

所用言语或词语是双方共同认可的,避免使用模棱两可、含糊不清、容易产生歧义的言语或词语。信息必须用简明的语言表述,所用词汇对沟通者与被沟通者来说都代表同一含义。复杂的要用列出标题的方法,使其明确与简化。信息需要传递的环节愈多,愈应该简单明确。一个组织对公众讲话的口径要保持一致,不能有多种口径。

5. 持续性与连贯性(continuity and consistency)

沟通过程可以重复与强化传送的内容,因此必须建立反馈机制。沟通是一个没有终点的过程,要达到渗透的目的必须重复信息,还必须在重复中不断补充新的内容,这一过程应该持续地坚持下去。

6. 渠道(channel)

选择能够充分提高沟通目的和效率的渠道。沟通者应该利用现实社会生活中已经存在的信息传送渠道,这些渠道多是被我们日常习惯使用的。要建立新的渠道是很困难的。在信息传播过程中,不同的传播信息对不同的目标受众所起的作用不同。此外,人们的社会地位及背景不同,对各种渠道都有自己的评价和认识,这一点在选择渠道时应该牢记。

7. 被沟通者的接受能力(capability of audience)

主要包括被沟通者接受信息的习惯、阅读能力与知识水平。沟通必须考虑被沟通者的接受能力。当用来沟通的材料对被沟通者能力的要求愈小,也就是沟通信息最容易为被沟通者接受时,沟通成功的可能性就愈大。同时也要充分考虑接收者的接收能力,即患者或家庭成员的成熟度。

三、有效沟通的障碍

影响有效沟通的障碍因素有很多,笔者拟按照沟通过程中不同环节,对影响有效沟通的障碍因素进行分析。

1. 发送者方面可能的障碍

发送者方面出现的沟通障碍也称为原发性障碍,一般是由对信息含义理解不同、表达不够清楚、编码失误等造成的。信息发送者可能用了不恰当的符号来表达自己的思想意思,或者在将思想意思转化为信息符号时出现了技术上错误,或者使用了矛盾的口头语言和形体语言导致别人误解等,这些都会造成信息传递困难,译码困难或理解困难,从而造成人际信息沟通的障碍。如医生在与家庭成员间进行沟通的时候,若过多地使用专业术语,就可能造成家庭成员不明白医生想表达的意思。

2. 沟通过程中可能的障碍

信息沟通一定要通过媒介在一定的渠道中进行。因此,沟通过程的障碍可能由于信息传播时机不当,媒介选择与信息信号选择不匹配而导致无法有效传递;或信息传递渠道过差、负荷过重等导致传递信息的速度下降以致丧失迅速决策的时机;或因为传递的技术有问题导致信息传递失误,等等。如果沟通过程中出现这些障碍,信息沟通就会出现"差之毫厘,失之千里"的重大问题,从而使家庭成员的后续行为产生较大偏差,甚至会完全偏离预期。

3. 接收者方面的障碍

接收者在接受信息时会因为自己本身的问题造成沟通中的障碍。例如,接收者在接受信息时,有时会按照自己的需要对信息进行过滤;接收者接收信息过程中心神不定导致接收的信息不完整;接收者自身的价值观、理念不同于他人导致对信息意思的不准确理解;即使是同一个人,由于其接受信息时的情绪状态或者场合不同,也会对同一信息有不同理解,进而采取不同的反应。此外,接收信息的技术失误、接收者的心理状态、行为习惯等均可能导致信息沟通过程中出现障碍。

4. 反馈过程中的障碍

反馈在沟通的有效性中扮演着极为重要的角色,因为沟通过程中的障碍不可能完全没有,故而需要沟通双方或诸方建立一个信息反馈渠道,以便修正大家的行为而使沟通向更有效方面演化。一般而言,不设反馈的沟通称为单向沟通,设有反馈的沟通称为双向沟通。单向沟通速度较快,较有规律,对发送者威胁不大;双向沟通则更准确些,使沟通更有效。

反馈过程中可能出现的障碍有：信息失真，传递技术和编译码存在问题等，如有人利用反馈渠道将虚假信息反馈上去造成许多麻烦，现实中的"打小报告"就是一例。

事实上，在沟通的过程中，噪声的影响也是无处不在，为了提高沟通的有效性，还要尽可能避免噪声。此外，沟通的环境和家庭氛围等因素也会对信息沟通的过程造成影响，例如，不同的信仰、不同的社会经历也会使沟通难以进行。而沟通双方地理上的距离、时间分配等更是直接影响沟通渠道、沟通方式的选择。这些因素都会造成信息在传递过程中的缺失，影响沟通的有效性。

四、改善有效沟通的准备

面对影响有效沟通的诸多障碍，社区家庭医生应该如何克服？美国管理协会曾为改善沟通提出过十条建议（有时也称之为"良好沟通十诫"）：①沟通前先将沟通内容与概念澄清；②讨论并确定沟通的真正目的；③注意考虑沟通时的一切环境因素；④计划沟通内容时，尽可能地与他人商议；⑤沟通时注意说话的语调；⑥尽量传递有效的资料；⑦有必要地反馈信息；⑧不应忽视长远目标，应着眼于未来；⑨言行一致，表里如一；⑩学会聆听，成为一位"好听众"。结合社区家庭医生的工作实际，以下的建议将会使沟通更为有效。

1. 具备沟通相关知识

社区家庭医生必须具备沟通的知识，必须有能力把沟通原理运用到实践中去。理论背景包括沟通的含义、沟通的种类、沟通网络、沟通可利用的各种媒介、一些研究成果、最新观念等。将理论运用到实践中去，能提高沟通的效率，达到有效沟通的目的。

2. 运用反馈

很多沟通问题是直接由于误解或不准确造成的。如果在沟通过程中使用反馈回路，提供反馈或为接收者提供寻求确证及澄清信息的机会，有利于增强沟通的有效性。这里的反馈可以是言语的，也可以是非言语的。例如，为了核实健康保健计划是否按既有计划执行，社区家庭医生可以询问有关该信息的一系列问题。最好的办法是，让家庭成员用自己的话将执行计划的情况复述一遍。如果社区家庭医生听到的复述正如本意，则可增强理解与精确性。当然，反馈不必一定以言语的方式表达。行动比言语更为明确，社区家庭医生必要时可以深入家庭，实地去了解健康保健计划执行的情况。

3. 简化语言

由于语言可能成为沟通障碍，因此社区家庭医生应该选择措辞并组织信息，以使信息清楚明确，易于被接受者理解。社区家庭医生不仅需要锤炼自己的语言，还要考虑到信息所指向的听众,以便所用的语言适合于接受者。记住,有效的沟通不仅需要信息被接收,而且需要信息被理解。通过简化语言并注意使用与听众一致的言语方式可以提高理解效果。比如,社区家庭医生在沟通时应尽量使用清晰易懂的词汇,对家庭中的成年人传递信息时用的语言应和对儿童传递时的有所不同。

4. 积极倾听

当别人说话时,我们在听,但很多情况下我们并不是在倾听。倾听是对信息进行积极主动的搜寻,而单纯地听则是被动的。在倾听时,接受者和发送者双方都在思考。通过发展与接受者的移情,也就是让自己处于接收者的位置,可以提高积极倾听的效果,增强反馈的有效性。不同的接收者在态度、兴趣、需求和期望方面各有不同,因此移情更易于社区家庭医生理解反馈信息的真正内涵。

5. 抑制情绪

心理学的研究成果表明,情绪能够影响人的理性认知,情绪也能影响人的决策。当一个社区家庭医生的情绪过于不稳定时,情绪能使信息的传递严重受阻或失真。或者,信息接收者对某件事十分失望,很可能会对所接受的信息发生误解,并在反馈自己信息时不够清晰和准确。那么,沟通者应该如何行事呢? 最简单的办法是暂停进一步的沟通直至恢复平静。

6. 注意非言语提示

我们说行动比言语更明确,因此很重要的一点是注意你的行动,确保它们和语言相匹配并起到强化语言的作用。非言语信息在沟通中占据很大比重。因此,社区家庭医生应十分注意自己的非言语提示,保证它们也同样传达了所期望传达的信息。

此外,为了进行有效的沟通,社区家庭医生还应该积极努力地营造良好的沟通氛围,做好沟通前的准备工作。这些准备工作对社区家庭医生提高有效沟通的能力将会有极大帮助。

第三节 社区家庭医生的实用沟通技能

社区家庭医生或健康助理与居民交往过程中必须具备一些基本的人际交流技巧,医生和居民间人际交流沟通属于较高层次的沟通,即相互交流、分享个人的想法与判断。因此,必须具备以下沟通技巧。

一、积极倾听

(一)积极倾听的 4 个基本要求

1. 专注

积极的倾听者要精力非常集中地听说话人所说的内容。人的大脑容量能接受的说话速度,是人们一般说话速度的 6 倍,那么在大脑空闲的时间里,积极的倾听者干什么呢? 他应该关闭分散注意力的念头,积极地概括和综合所听到的信息,不断把每一个细微的新信息纳入到先前的框架中,并留意需反馈的信息内容。

2. 移情

要求积极的倾听者把自己置于说话者的位置,应努力理解说话者想要表达的含义,而不是自己想理解的意思。也就是要求倾听者暂停自己的想法与感觉,而从说话者的角度调整自己的所见所闻,这样可以进一步保证你对所听到的信息的解释符合说话者的本意。

3. 接受

积极的倾听者要客观地、耐心地倾听言者内容,不即刻作判断。事实上,说话者所言常常会引起听者分心,尤其是对所说内容存在不同看法时,倾听者可能在心里阐述自己的看法或反驳所闻之言,这样就会漏掉余下的信息。此刻,能否将他人言语听下来,而把自己的判断推迟到说话人的话说完之后,是对积极倾听者的挑战。

4. 对完整性负责的意愿

积极的倾听者要千方百计地从沟通中获得说话者所要表达的信息。达到这一目标最常用的两种技术是:在倾听内容的同时倾听情感以及通过提问来确保理解的正确性。

(二) 有效倾听的 7 个技巧

1. 创造良好的倾听环境

倾听环境对倾听的质量有巨大的影响。例如,社区家庭医生与患者在喧闹环境中的讲话效果与在安静环境中的讲话效果是截然不同的。有效倾听的社区家庭医生必须意识到这些环境因素的影响,尽量选择安静、平和的环境,使自己处于身心放松的状态,从而提高倾听的质量。

2. 明确倾听目的

你对要倾听的目的越明确,就越能够掌握它。事先为此次谈话进行大量的准备可以促使我们对谈话可能涉及的问题或可能发生的意外有思想准备并加以解决;可以围绕主题进行讨论,我们的记忆会更加深刻,感受会更加丰富。这就是目的越明确,效果越显著。

3. 自然开放性的运用

人的身体姿势会暗示出他对谈话的态度,自然开放性的姿态,代表着接受、兴趣和信任。有效的倾听者往往会通过眼神、点头或摇头等身体语言,对所听到的信息表现出兴趣,进而鼓励信息传递者传递信息。

4. 适时适度地提问

在倾听过程中,恰当地提出问题,有助于相互沟通。沟通目的是为获得信息,是为了知道彼此在想什么,要做什么,通过提问的内容可获得信息。同时,也从对回答的内容、方式、态度、情绪等其他方面获得信息。批判性的倾听者会分析自己所听到的内容,并提出问题。

5. 复述

复述是指用自己的话重述说话者所说的内容。进行复述有两个原因:①它是核查你是否认真倾听的最佳监控手段。如果你的思想在走神或在思考你接下来要说的内容,你肯定不能精确复述出传播者完整的内容。②它是精确性的控制机制。用自己的语言来复述说话者所说的内容并将其反馈给说话的人,可以检验自己理解的准确性。

6. 必要的沉默

沉默就像乐谱上的休止符,运用得当,含义无穷,真正达到以无胜用之效。必要的沉默,可以松弛彼此情绪的紧张;而沉默片刻能给双方真正思考的时间和心灵沟通的机会;同时保持沉默可渐渐克制住自己激动的情绪,保持自己良好的形象。

7. 使听者与说者的角色顺利转换

大多数工作情境中,听者与说者的角色在不断转换。有效的倾听者能够使说者转换为听者,以及听者再回到说者的角色转换十分流畅。从倾听的角度而言,这就要求听者全神贯注于说者所表达的内容,即使有机会也不去想自己接下来要说的话。

二、艺术表达的 11 个要求

在沟通的过程中,我们不仅要学会倾听,更要学会艺术表达。所谓表达就是社区家庭医生要向你的听众阐述你的思想、主张、要求、建议,意在推销你的观念,发表你的见解,提出你的要求。

沟通不是简单地用逻辑分析来说服对方,而是要用沟通对象自己所提供的事实,以及对方不能否认的事实,与对方个人的利益建立起直接的联系,以诱导对方。沟通的一个主要作用是向沟通对象传达自己的想法和情感,这就决定了表达是沟通的最重要环节,因而使表达方式的选择显得极为重要。没有艺术的表达方式,要达到良好有效的沟通结果是不可能的。但是,社区家庭医生接触的对象层次又不可能因此整齐划一,因此,需要社区家庭医生在沟通的过程中掌握一些艺术表达的要领:

(1)从对方感兴趣的话题入手。

(2)以对方可以认同的话开场。

（3）紧紧围绕对方有的利益来展开话题。

（4）多提问，诱导出对方的想法和态度。

（5）以商讨的口吻向对方传达自己的主张和意见。

（6）以求教、征求对方意见的方式来提出自己的建议。

（7）注意力高度集中，尽可能多地与对方进行目光交流。

（8）运用适合的身体评议辅助传达信息。

（9）借助有情节的表达，比如讲故事，来阐述自己的观点。

（10）避免过多地使用专业术语。

（11）适当地重复以强调沟通要点。

三、反馈技能

针对某项工作，如果询问某个社区家庭医生给社区居民提供的反馈，你很可能会得到一个不够全面的回答。如果反馈是积极的，很可能会迅速而积极地提供，消极反馈的对待方式则十分不同。大多数人都很不情愿坏消息的传递，他们害怕冒犯或面对接受者的防卫心理。本节内容是阐述积极反馈与消极反馈具备同样的重要性，并提供具体的技术以使反馈更有成效。

（一）积极反馈和消极反馈

管理者对待积极反馈和消极反馈的方式不同，接受者也是如此。接受者需要了解这一事实并相应调整自己的沟通风格。

对积极反馈的感知比消极反馈更快更准，而且，积极反馈几乎总是被接受，消极反馈则常常遭到抵制。因为人们希望听到好消息而讨厌坏消息。积极反馈正是大多数人希望听到的，并且人们总认为自己确实如此。

是否这意味着应避免提供消极反馈呢？不！这意味着接受者应认识到这种潜在的抵触，并学会在最易于接受的情境下使用消极反馈。研究表明，当消极反馈来自于可靠的信息源或其形式客观时，最容易被接受，而只有当消极反馈来自于地位很高或很值得依赖的人时，主观印象才会有分量。这表明，为硬数据所支持的消极反馈（如数字、具体实例等等）很有可能被接受。对于有经验的管理者，尤其是那些在组织中地位很高、赢得员工尊重的管理者来说，主观性的消极反馈可以成为一种有效手段。而对于那些经验较少、在组织中地位不高、或威信尚未树立起来的管理者来说，主观性的消极反馈显然不太可能被很好地接受。

（二）有效反馈的6项技能

下面的6项技能能帮助你更有效地提供反馈。

1. 强调具体行为

反馈应具体化而不是一般化。我们要避免下面这样的陈述："您总是不能完全按照我计划进行健康保健。"或"您最近的身体不错。"它们过于模糊。在提供这些信息时,你并未告诉接受者足够的资料以改进社区居民执行你的健康保健计划,或者你以什么为基础判定他"身体不错"。

2. 使反馈不对人

反馈,尤其是消极反馈,应是描述性的而不是判断或评价性的。无论你如何失望,都应该使反馈只针对工作,而永远不要因为一个不恰当的活动而指责个人,并且若有不同意见,要提供实例说明,避免发生正面冲突。说某人"很笨"、"没能力"等常常会导致相反的结果,它会激起极大的情绪反应,这种反应很容易诱发社区居民产生激烈反应。当你进行批评时,记住你指责的是与健康相关的行为,而不是个人。

3. 使反馈指向目标

不应该把反馈完全"倾倒"或"卸载"到别人身上。如果你不得不说一些消极的内容,应确保其指向接受者的目标。问问你自己希望通过反馈帮助何人。如果答复是"我把我心里想说的话都说出来了",那么,你会自食其苦果。这类反馈降低了你的信誉,并会减弱以后反馈的意义与影响。

4. 把握反馈的良机

社区家庭医生在听取社区居民说话时,需要提高自己的敏感性,要善于听社区居民的词语、语音、语调和观察他的面部表情、姿势、动作,尽可能地理解社区居民的真实感受。因为,同样一句话,因不同的语音、语调、姿势、动作等可以表达完全不同的意思。并且在此基础上,以真诚、尊重、艺术的方式将信息反馈给他,反馈的时间越短、反馈的效果越好。例如,当社区居民向新员工咨询一个健康保健的知识时,社区家庭医生应该能够立即的把信息反馈给咨询对象,如果遇到自己不能解决的问题,需要花时间去整理信息的时候,也应在最短的时间内给社区居民答复。当然,并不是所有的反馈都要求务必快速,如果你尚未获得充足的信息,或者你很恼火,或者情绪极为低落,此时仅仅为了快速的目的而匆忙提供反馈则会适得其反。在这些情况下,反馈的"良机"意味着"一定程度的推迟"。

5. 确保理解

你的反馈是否清楚、完整、使接受者能全面准确地理解你的意思? 每一次成功的沟通都需要信息的传递与理解,为了使反馈有效,应该确保接受者理解它。与倾听技术一样,应该让接受者复述你的反馈内容以了解你的本意是否被彻底领会。

6. 使消极反馈指向接受者可控制的行为

让他人记住那些自己无法左右的缺点毫无意义。消极反馈应指向接受者可以改进的行为。比如,责备患者没有遵照医嘱按时服药是有价值的,但要责备他因为每天需接送孙子上学而忘记了服药,以致影响了治疗的效果则毫无意义,这种情况是他自己无法改变的。

四、沟通过程的 8 个忌讳

掌握了倾听、表达和反馈的技能之后,也就为有效的沟通奠定了基础。但要保证沟通的效果,在实施沟通的过程中还必须严肃对待,尤其是要注意避免以下 8 个问题的发生:

(1)高高在上,难有平等的心态对待沟通对象。

(2)对沟通对象不尊重、不礼貌。

(3)以冷嘲热讽的语气与沟通对象讲话。

(4)正面反驳对方。

(5)随意打断对方的讲话。

(6)心不在焉地听沟通对象的讲话。

(7)使用过于夸张的手势。

(8)使用否定对方价值的用词。

社区家庭医生在掌握一定人际交流表达方法与技巧的同时,要学会"多一些关怀,少一些自我;多一些信任,少一点猜疑;多一些宽容,少一些排斥;多一份热情,少一份冷漠;多一份理解,少一份埋怨"。其实,影响沟通的因素多而复杂,不同的沟通对象、不同的沟通主题、不同的沟通场合、不同的文化氛围,都要求我们在沟通的时候需临时应变。虽然我们阐述了一些社区家庭医生在沟通过程中需掌握的沟通技能,概括起来就是"学会听、会说话、说好话、有素养",但要最大限度地发挥这些技能的效用,还需要我们在实践中加以灵活变通。

第七章 社区家庭医生信息化技能

什么是社区医院信息化？从广义上讲，就是利用现代计算机和信息技术，从浩瀚的资料中提取和组织有用信息有利于社区医疗服务的开展、质量控制和经济管理。社区医院信息化不仅有利于完善社区医疗服务体系，有利于全面体现先进社区医疗服务管理和经营理念，而且也有利于提高社区医疗服务的质量。

我国政府已连续在两个五年发展规划中确立加强社区医疗改革的力度。社区医疗建设是社会高度关注的热点。社区全科医生在服务中，要对社区居民提供连续性、综合性、协调性和高质量的医疗保健服务，必须通过社区完整的信息系统才能做到这一点。坚持预防为主，提供从生命孕育到出生成长直至终老的连续性健康服务。

社区医疗服务在医改中起到至关重要的作用。要使其完全发挥预防、医疗、保健、健康教育、康复、计划生育技术指导这"六位一体"的功能，就必须加强信息化建设，并将信息化建设应用于社区医疗的发展之中。医疗信息化，绝不是使用电子病历或者刷卡挂号那么简单。读过本章之后，我们要能对医疗信息化的内涵和好处有更多、更深的了解；同时也能明白，信息共享在其中起着何等重要的作用，为此，需要拆掉不同医院乃至拥有信息资源的不同部门之间的"门槛"，也需要推倒各位家庭医生心里的那道"墙"。历时十年的医疗信息化探索说明：创新很重要，各方携手支持创新同样重要。有这样一个实例：

家住四平路的老张吃好早饭，笃悠悠出门去看病。虽然家边的某社区医疗服务中心的门诊量很大，已赶上一家二级医院，但病人们并不需要起大早跑去排队，看病过程中也不需要反复排队。

从2004年开始，张老伯就感觉家门口的这家医院搞得挺花哨的，像银行一样，自助设备越添越多：自助挂号、自助打印报告、自助查询医保卡费用和医疗收费价目表等。开始学着用机器是有点麻烦，会用了就觉得方便，起码能少排队。

不过，这家社区医疗服务中心真正的改善，还不在这些机器。它在医务人员只增加13.28%的情况下，业务量上升63.1%，达到了区中心医院的规模，而患者并未感觉医生忙不过来、人手不够，满意度不断提升。这才是医疗信息化工程的"核心效益"。

医疗服务信息化发展趋势。随着信息技术的快速发展，国内越来越多的医院正加速实施基于信息化平台、HIS系统的整体建设，以提高医院的服务水平与核心竞争力。信息化不仅提升了医生的工作效率，使医生有更多的时间为患者服务，更提高了患者满意度和信任度。

医院开展信息化是一个艰难而漫长的道路,而且医院作为一种特殊的机构,政府的支持对于医院的发展是很重要的,特别是像社区医院这种还没有得到大面积普及的中小型医院。新医改的推出也是政府部门逐渐开始关注医疗信息化的一个开始,解决当前诸多医疗矛盾的一个体现,也表明了政府对于大力推进医疗信息化的一个决心。社会信息化的进程中,我国社区医院已进入了数字化和信息化时代,部分的数字化医疗设备在社区医院中使用,各种医院管理信息系统和医疗临床信息系统正在普及。医院信息化使社区医院工作流程发生了改变和创新,并使社区医院得到了全面发展。

第一节　国外社区医疗信息化发展

一、欧洲社区医疗信息化发展

当今世界,医疗卫生信息化早已成为一个热门的话题。无论在卫生领域,还是在整个社会信息化的背景之中,医疗卫生信息化吸引着研究者、决策者和具有国家和国际水准的政策顾问们的眼球。在欧盟委员会启动和欧盟理事会支持的欧洲信息化 2002 和 2005 行动计划里,社区医疗卫生信息化是被重要关注的项目。社区医疗卫生服务,作为欧盟公民的基本要求,必须充分提供,并超越地理界限,让所有的欧盟公民都能享有,这是个基本原则。

在 1990 年代中期,几个欧洲国家开始广泛强调信息技术在卫生领域应用的国家战略,此后,不断地进行回顾和发展。在绝大多数国家,中央政府协同卫生部和民政部等相关部门引导方针政策的制订。国家战略围绕下面的目标在发展:电子病历、通讯架构和网络、标准化、安全和隐私以及国内国际的合作研究。一些国家(例如丹麦、德国、冰岛、爱尔兰和英国)在战略里确认了"向民众和病人阐述医疗卫生信息化"的核心要素。

社区医疗卫生信息化的提供很大程度上依赖一个合适的架构。2003 年,一些国家使用全国或区域性的医疗网络。瑞典、挪威和德国使用区域性医疗网络。西班牙和芬兰利用区域性项目,连接姓名地址录到相互联系又广泛分布的现有系统中。这些都是利用良好的私有闭路网络完成的,很少利用公共因特网。丹麦、法国、冰岛、卢森堡和英国实施了安全的国家医疗卫生网络。

我们除了看到欧洲先进的社区医疗信息系统和服务之外,更要看到背后严谨的基础架构建设。

以欧洲为例,欧洲标准委员会(CEN)和 openEHR(开放资源 EHR)是两大

EHR 研究机构,前者从事标准,技术规范的研究开发,后者作为非营利组织在 EHR 系统实现,软件平台,EHR 工具应用方面有着很丰富的经验。

在欧盟的全力协助下,各个成员国也积极的付诸行动。2005 年 5 月,卢森堡和挪威联合举办的 3 届高水准医疗卫生信息化会议补充了行动计划实施进程。

由于欧洲医疗保险卡的启用,从 2004 年 6 月开始,欧洲旅行者在其他成员国旅行时,通过一张塑料卡,而不是以前使用的纸质表格,就可以获得医疗服务。同样地,网卡项目促使共同的电子卡系统的引进。现阶段,10 个国家参与现有的国家医疗卡程序之间的操作互容性试验和校验,提议逐步把现有的用眼睛识别的医疗卡从 2007 年或 2008 年起升级到电子卡。许多国家正积极努力,利用智能卡保证安全,例如法国、德国、匈牙利和斯洛文尼亚。通常,利用智能卡确认病人身份和职业,现在计划利用智能卡储存病人资料,便于携带。

二、美国社区医疗信息化发展

美国是全世界医院信息系统研发、应用的领跑者。目前,美国医院信息系统正经历着小型化、智能化和集成化的改造过程,并由信息系统管理功能经信息网络与交换系统向信息服务方向发展。

美国在医院计算机应用领域最有影响的组织是"社区医院信息管理系统协会",协会每年就健康医疗信息系统应用进行一次详细的现状与趋势的调查,其中有两类任务被选为最优先考虑实现的项目:一个是减少医疗差错和提高病人的治疗安全;另一个是实现医疗保险改革的法律条文(HIPAA)对健康医疗信息系统及其信息安全性、病人隐私权的保护和电子信息交换标准化的要求。临床信息系统(CIS)最核心的目标也是美国医院的首要目标,就是提高医护质量、减少医疗差错和提高病人的安全性。

美国于 2003 年实施的 HIPAA 承认了电子病历的法律地位,但也详细规定了实现电子病历所必须遵循的法律准则与违法罚则。主要要求集中在信息的安全保密性、病人隐私权的保护和电子信息交换(EDI)的 标准化。近年来,为达到 HIPAA 规定而对医院信息系统升级的需求始终占据主要位置,越来越多的医院把注意力集中到信息系统集成任务上,特别是 CIS 的建设和电子病历的应用。现在已有相当比例的医院完成了此类改造。

三、国际最新社区医疗信息化技术

如果要评选 2010 年最给力的信息技术(IT)产品,相信许多读者都会将手中的选票投给平板电脑。进入 2011 年,平板电脑步入了新的发展时期,用于平板电脑的操作系统也逐渐成形。如果 2010 年对于平板电脑来说是开创性的一年的话,那么 2011 年则是平板电脑走向成熟的一年。很多厂商已经充分意识到了这一点，作为介于手机和笔记本电脑之间的掌上设备，平板电脑更像智能手机。坚持为手指操控的体验服务，是任何厂商都必须围绕的中心。而在此基础上更进一步，像苹果那样拥有自己的操作系统，将硬件和软件完美地结合起来，甚至能够通吃从智能手机到高端电脑的全系列平台，无疑是那些力图复制苹果成功道路的厂商所希望的。尽管目前很多平板电脑的配置超过 iPad 甚多，但却没有一种产品能够挑战 iPad 的地位，显而易见，操作系统是整个木桶上的短板。

据调查显示，全美社区医疗机构配备苹果电脑的医生就占 70%，其中 30% 的医生拥有 iPad，20% 的医生即将购买 iPad。CES2011 和 2011 年全球软件年会上评出 iPad 在医疗领域和健康保健领域的应用会是将来五年内最有潜力和发展的。

2011 年最杰出的医疗信息化技术——移动医疗，国际医疗卫生会员组织 HIMSS 给出的定义为：移动医疗（Mobile Health），即通过使用移动通信技术来提供医疗服务和信息。它不仅在 2010 年到 2011 年医疗卫生信息化十大热点技术与应用中排名第二，而且已经在国际上广泛的应用。德国大部分高级诊所和医院都已人手配备一套相应的移动医疗技术和配套背包，以便及时出诊和交流；日本应用移动医疗进行手术导航，帮医生把握血管及器官相对位置；澳大利亚计划斥资 1200 万美元，为维多利亚公立医院系统的所有医生购买移动医疗技术，方便医生在病床前查找紧急的临床信息；美国加州医学院也已启动了移动医疗项目，帮助研究与开发最新的医疗影像。

移动医疗技术的出现为全人类提供了一个便捷的、全新的数字化操作方式。据笔者了解，就德国著名的辅助顺序（AID）移动医疗技术而言，可以从根本上给移动医疗便携化提供解决方案，对远程会诊提供强有力的支持，在信息安全领域也做出强有力的保障。AID 移动医疗技术以推入寄送（push mail）方式直接传送病患的医疗信息，医生只要通过平板电脑即可浏览高解析图像以及文本，提高远程医疗判诊的即时性与精确度。医院实施这套技术后，节省了大量时间，尤其是查房时，可以快速地调阅患者的化验、影像和其他诊疗信息，并能在床旁及时下达新的医嘱，极大地提高了病床的周转率，让更多患者能够及时住院治疗，医院的经济效益得到了明显的提升。虽然 AID 移动医疗技术是以移动通讯平台为基础的，但是显现的医学影像仍不亚于一般的医疗器械，会诊时不受地域和时间的限制，真正做到全面、灵活和便捷。

作为新兴的领域，社区医疗信息化绝不仅仅是一个独立的系统、软件或者一种技术，但它只有一个目标：为人类提供更好更有效的信息化医疗条件。为创建一个完善的社区医疗信息化体系，我们需要在标准研发上走得更踏实、更严谨。

第二节 国内社区医疗信息化发展

我国社区医疗服务信息化建设将呈现以下特点：

（1）细分化的医疗信息产品具有明显优势。随着医者和患者个性化、多样化需求日益丰富，"大而全"或"小而全"、囊括医院各管理模块的医疗管理系统的格局将被打破，专业化细分将是医疗信息化建设的大势所趋。

（2）远程医疗会诊将成亮点。随着互联网日益强大，远程医疗会诊将成为各级医疗单位的强烈需求。

（3）社区、农村医疗单位信息化建设将成热点。社区、农村是目前我国实施基本医疗的主体，利用信息技术实现"小病在社区、大病进医院、康复回社区"的居民就诊就医模式，有效地减轻了大医院的压力，也方便了社区居民。

（4）电子病历系统将越来越普及。电子病历是已执行的病人医疗过程、确定相关医疗责任的重要记录，是将要执行的医疗操作的依据，也是医疗信息化建设的一个重要组成部分。

（5）移动医疗将登上社区医疗信息化的舞台，家庭医生不再携带沉重的材料上门看诊，一台平板电脑可以囊括所有重要的信息。

国内社区医疗信息系统最具代表性的就是 HIS 系统，PACS 系统，LIS 系统和RIS 系统。

一、HIS 系统

医院信息系统（Hospital Information System），简称 HIS，美国著名教授 Morris. Collen 于 1988 年所给的定义：利用计算机软硬件技术，网络通讯技术等现代化手段，对医院及其所属各部门的人流、物流、财流进行综合管理，对在医疗活动各阶段中产生的数据进行采集、存储、处理、提取、传输、汇总、加工生成各种信息，从而为医院的整体运行提供全面的、自动化的管理及各种服务的信息系统。

（一）功能

1. 管理员维护系统

提供院内邮件、用户权限的设置、密码修改、计算器、系统选项等功能。管理功能，维护功能，设置功能与工具功能。

2. 药库管理系统

入库功能—处理采购入库、内部入库及财务验收、付款查询等功能。出库功能调价功能，计划功能，质量功能与查询功能。

3. 病区药房管理系统

系统主要功能有病区发药功能——提供普通医嘱发药、急诊用药、出院带药、医技用药及退药处理功能。库房管理功能,综合查询功能,统计功能,维护管理与其他等功能。

4. 门诊收费信息系统

系统主要功能包括挂号功能,收费功能,查询功能,报表功能,维护功能等。

5. 物资库房管理系统

系统主要功能包括入库功能,出库功能,其他功能如查询功能、账册功能、报表功能、维护等功能。

6. 固定资产管理系统

主要功能有资产增加,资产调配,资产减少,其他处理,综合报表,系统维护等功能。

7. 综合统计系统

本系统以信息工程理论为指导并应用计算机技术,为医院建立了科学的、先进的现代化统计信息管理模式和方法,实现信息资料的收集、录入、存储、处理和传输,为医院管理部门提供准确的决策依据。

8. 病区护士工作站

系统主要功能包括床位管理,医嘱处理,其他业务如病区管理、查询功能、维护功能与系统功能等。

9. 手术麻醉管理系统

系统主要功能包括手术管理,无菌管理功能,综合查询功能与代码维护功能等。

10. 住院结算系统

系统主要功能包括床位管理,档案管理,入院登记,预约,病人管理功能,缴款管理功能,催款管理,费用记账功能,结算管理,退费结算,报表,查询,系统等功能。

11. 住院病案管理系统

系统主要功能有病案管理,索引及一览表,查询,报表,维护与系统等功能。

12. 综合统计系统

系统主要包括综合统计信息系统主要功能有录入功能,报表功能,维护功能等。

13. 院长查询系统

系统的常用功能有财务状况功能,医疗动态查看功能、药品信息功能、病人资料、人事行政、总务后勤与其他等功能。

14. 医技计费系统

系统主要功能有业务功能、查询功能、维护功能与系统等功能。

15. 物资库房管理系统

系统主要功能有入库功能、出库功能、其他功能、查询功能、账册功能、报表功能与维护等功能。

16. 住院医生工作站

系统功能有业务处理——入院、出院向导,医嘱录入、摆药医嘱及病历书写等;信息查询——药品字典、费用字典、诊断字典、变动医嘱查询、病人医嘱查询、医嘱套打以及手术等。

17. 导医管理系统

该系统可以为病人主观的介绍本医院的简介、历史沿革、专家门诊、科室分布、专家特长以及病人信息查询等。系统功能有医院介绍、医院指南、导医指南、药品查询、专家介绍等。

18. 门诊挂号信息系统

该系统是为病人完成挂号收费的系统,主要功能有档案管理、挂号日报表;查询——挂号信息查询、挂号分类统计等;报表——挂号分科统计表、初复诊分科等。

19. 供应室系统

系统功能有系统管理,入库处理功能、出库处理功能、查询统计功能与报表等功能。

20. 门诊医生工作站

系统主要功能有业务处理功能,信息查询功能,系统维护功能等。

21. 病区小药房

系统功能有门诊业务,住院业务,库房管理,统计查询与维护功能。

(二) 意义

完整的 HIS 系统实现了信息的全过程追踪和动态管理,从而做到简化患者的诊疗过程,优化就诊环境,改变目前排队多、等候时间长、秩序混乱的局面。如目前多数医院就诊必须经过挂号、等候病历、划价、收费、取药或治疗等一系列过程,一个患者少则排 3 次队,多则 5 至 6 次,用于过程性的时间至少在 1 个小时以上,若实施 HIS 以后,每个病人用于诊疗的中间过程性时间会大幅度减少;假定一家医院门诊人次为 2000 人次/天,年门诊 250 天,每人少花费半小时,则日节约 1000 小时,一年节约 36 万小时,产生的社会效益和间接经济效益是明显的。同时 HIS 的实施也强化了医院内部管理,降低了医护人员的工作强度和时间,伪、冒、漏现象可以解决,也加速了资金周转和减少药品、器械等物资积压。据估计如果全国有 2000 家医院应用 HIS,每年每所医院增收节支、加速资金回笼和周转、堵漏、减少物资积压的回收资金方面的效益按 20 万元估计的话(实际比这高),则年效益估计为 40 亿元,十分可观。但这往往不被人所认识。当然建立 HIS 更主要的还在于它对医院管理、医疗质量和医学研究的长期效应带来的综合效益。因此 HIS 的投资一般需做基础性投资,诚如任何机构的统计部门那样,它是花钱的部门,但其重要性是公认的,投资也是必需的。HIS 的效益远远超出医院本身,因为完整的病人医学记录是医学研究的重要信息资源,这类资源在手工作业环境下,大部分被抛弃了。

二、PACS 系统

PACS 系统是 picture archiving and communication systems 的缩写,意为影像归档和通信系统。它是应用在医院影像科室的系统,主要的任务就是把日常产生的各种医学影像(包括核磁、CT、超声波、各种 X 线机,各种红外仪、显微仪等设备产生的图像)通过各种接口(模拟、DICOM、网络)以数字化的方式海量保存起来,当需要的时候在一定的授权下能够很快地调回使用,同时增加一些辅助诊断管理功能。它在各种影像设备间传输数据和组织存储数据具有重要作用。

(一) 功能

1. 业务处理功能

(1) 影像获取。影像设备要求采用 DICOM 方式获取影像,现在系统已经具备这方面功能,也就是在服务器端的 STORESCP 服务负责接收和分析标准的 DICOM 文件。影像设备无 DICOM 方式输出影像时,通过网间连接器(gateway)方式获取到的影像,应该达到国家对影像质量的有关标准要求,能够用于临床诊断。

(2) 影像储存。要求系统能够存储目前影像技术中常用的计算机 X 线照相术(CR)、数字 X 线照相术(DR)、数字减影血管造影术(DSA)、计算机断层摄影术(CT)、磁共振(MR)、超声波检查(US)、阳离子发射层析 X 射线摄影术(PET)、发射单光子计算机断层扫描仪(ECT)、内镜(endoscopy)等不同类型的医疗影像。要求系统在存储影像时,采取无压缩(原始数据)或者无损压缩方式进行存储。换言之,任意一份影像资料,在系统中均应该保证至少一份无压缩或者无损压缩的数据资料。不得采用任何有损压缩方式永久保存影像资料。系统应该能够提供超过15 年的保存办法,影像资料永久保存的介质必须通过相关质量保证。

(3) 影像通讯。医学影像系统通讯要求完全遵循 DICOM3.0 国际标准。系统中应该至少保存 7 天以上的影像通讯 DICOM 细节日志。仪器设备传送影像资料到影像系统的通讯过程,应尊重仪器设备的特性,同时参照计算机网络安全标准以保障仪器设备的正常工作。影像科工作站以及临床工作站调阅影像速度以医生忍受程度为准,CT、MR 等多幅影像应当尽快显示第一幅图像,余下影像由后台操作功能实现。

(4) 影像浏览。影像诊断的工作站,呈现的影像要求达到数字化仪器设备终端所表现出来的影像质量。若影像来源为非数字化设备,影像的呈现质量必须符合诊断要求。符合 DICOM 关于不同显示设备一致性的要求。支持对影像的窗宽,窗位调节。支持在同一窗口显示同一病患的多次检查影像(包含不同的检查类型,如 CT、CR、MR)结果,不同检查类型的影像应该能够分别设置不同的图层显示文字。支持工作站多屏状态下双向同步操作。CT 等断层扫描技术所得到影像,支持定位线的显示。支持影像放大,缩小,区域放大。支持影像旋转,镜像。支持动态影像浏览,要求能够自由调节动态影像的播放速度。支持各类标注。如:文字、CT 值等处理。支持各类测量与统计:长度、角度、比例、面积、CT 值、标尺、线直方图的统计,长方形直方图的统计,椭圆直方图的统计,多边形直方图的统计。支持滤波、锐化、还原、图像翻转、多平面重建、三维重建、血管造影、虚拟内镜、图像融合等。提供图像浏览控件,将影像浏览中的基本功能做成一个控件,以便集成到 HIS 系统中,让 HIS 系统也可以浏览、处理标准的 DICOM 文件。

(5) 胶片打印。

(6) 读片会议。医学影像系统应能满足影像科日常读片会议的需求及临床科室在影像会诊方面的需求。使用显示器阵列,要求软件既能分别控制每一个显示器,又能够同步控制所有显示器;各个显示器的亮度和对比要调整到同一个范围(符合 DICOM 关于显示一致性的要求)。

(7) 远程会诊。医学影像系统应能满足远程医疗咨询对影像传输需求,远程影像会诊应该允许一对一、一对多、多对多的会诊方式。要求每个参与者面前的图像是以同样方式表达的,并能够同步传送视频和音频信号。远程影像会诊中的影像传输可采用 DICOM Loss 压缩算法。凡采用压缩算法的非 DICOM 格式的原始数据在作诊断应用时应慎重。

(8) 影像教学。

(9) 诊断报告。具备编辑、修改、审核、分发、存档、检索功能;能实现结构化诊断报告;能提供各种诊断、报告模版,支持用户自定义模版。可以添加、编辑、删除模板;可引用病人其他检查结果及临床信息;方便调用诊断工作站,对选中的病人信息调出对应的图像进行诊断;实现图像和诊断报告统一管理。由专门模块保证图像与病员信息安全匹配,尽量采用 WORKLIST 方式或由放射医学信息系统(RIS)提供类似功能;具有诊断报告打印功能,可以对报告打印的格式进行自定义,例如标题,放置位置等信息;具有报告浏览功能,供其他科室进行报告浏览,并可根据一些关键字进行查询报告信息,但要保证其只读性。

(10) 科室管理。科室统计、病人管理(预约;等级;病史;费用信息查询)、医生管理、资源管理。

(11) 数据挖掘和辅助诊断:便于医学影像资料归类和整理;便于挖掘科研教

学和疑难、典型病例的影像资料。

（12）数据备份。

2. 综合分析功能

疾病分类统计和工作质量分析。

3. 管理控制功能

应能够提供明确的存储空间使用情况，设定额定容量（最小保留空间）等功能；系统应能够提供影像传输流量分析数据；系统应该提供影像存储规则、方案的管理，并应该允许对规则、方案进行调整；系统应能够限制并有效防范未经许可的其他设备，程序等对影像以及相关资料作任何操作；系统应提供完整、有效的用户账号，权限管理；系统数据备份功能，可以将一定范围内的数据进行备份；系统应支持在线诊断报告编辑的状态锁定，锁定标志可以在图像查询界面上显示。

4. 相关接口

支持与 RIS 或者 HIS 的无缝连接（遵循 HL7 标准）。支持对 IHE 框架文件的连通性测试。对医学影像设备要求提供如下接口：存储 SCU、存储 SCP、查询检索 SCU、查询检索 SCP、打印 SCU、工作单管理 SCU。

（二）意义

1. 物料成本的减少

引入 PACS 后，图像均采用数字化存储，节省了大量的介质（纸张，胶片等）。

2. 管理成本的减少

数字化存储带来的另外一个好处就是不失真，同时占地小，节省了大量的介质管理费用。

3. 提高工作效率

数字化使得在任何有网络的地方调阅影像成为可能。比如，借片和调阅病人以往病历等原来需要很长周期和大量人力参与的事情现在只需轻松点击即可实现，大大提高了医生的工作效率。医生工作效率的提高就意味着每天能接待的病人数增加，给医院带来效益。

4. 提高医院的医疗水平

通过数字化，可以大大简化医生的工作流程，把更多的时间和精力放在诊断上，有助于提高医院的诊断水平。同时各种图像处理技术的引进使得以往难以察觉的病变变得清晰可见。便捷的以往病历的调阅还使得医生能够参考借鉴以前的经验作出更准确的诊断。数字化存储还使得远程医疗成为可能。

5. 为医院提供资源积累

对于一个医院而言，典型的病历图像和报告是非常宝贵的资源，而无失真的数字化存储和在专家系统下做出的规范的报告是医院的宝贵的技术积累。

6. 充分利用本院资源和其他医院资源

通过远程医疗,可以促进医院之间的技术交流,同时互补互惠互利,促进双方发展。

三、LIS 系统

检验室信息系统简称 LIS,是任何检验室取得成功的根本要素。LIS 主要由硬件部分、操作软件、数据库管理软件、应用软件四个部分组成。每个部分又由多个组成部分共同动作,生成了可运行的 LIS 系统。

(一) 功能

1. 检验工作站

是 LIS 最大的应用模块,是检验技师的主要工作平台。负责日常数据处理工作,包括标本采集、标本数据接收、数据处理、报告审核、报告发布、报告查询等日常功能。

2. 医生工作站

主要用于病人信息浏览、历史数据比较、历史数据查询等功能。使医生在检验结果报告出来之后可在第一时间得到患者的病情结果,并可对同一个病人的结果进行比较,并显示其变化曲线。

3. 护士工作站

具有标本接收、生成回执、条码打印、标本分发、报告单查询、打印等功能。

4. 审核工作站

主要的功能是漏费管理的稽查,包括仪器日志查询分析、急诊体检特批等特殊号码的发放及使用情况查询与审核、正常收费信息的管理等功能。该功能可以有效控制人情检查和私收费现象。

5. 血库管理

具有血液的出入库管理,包括报废、返回血站等的处理。输血管理:包括申请单管理、输血常规管理、配血管理、发血管理等功能。

6. 试剂管理系统

具有试剂入库、试剂出库、试剂报损、采购订单、库存报警、出入库查询等功能。

7. 主任管理工作站

主要用于员工工作监察、员工档案管理、值班安排、考勤管理、工资管理、工作量统计分析、财务趋势分析等。

(二) 意义

1. 为患者提供良好的医疗服务

（1）为病房里的医护人员提供在线设施，使他们可以及时准确地获得检验室信息。包括标本的检验室号码、日期、地点和状况以及登记有患者的身份、姓名、类型等在内的当前或以往累积的检验结果报告。

（2）确保检验结果的可靠性和准确性。利用 LIS 系统的内部核查和质量控制管理程序，尽量减少人为的误差。

2. 更有效地利用人力资源

（1）为检验室技术人员提供智能化的运行模式，使处理诸如按照规程审核检验结果、取消检验项目、分析处理存在重大疑问的检验结果，执行特殊的命令、添加代码注释和处理质量控制等问题更轻松自如，这将使检验人员更快地获得准确清晰的检验结果。

（2）减少非技术性工作时间。例如，接听电话查询和编辑检验统计报告、质量管理统计报告等。

（3）提供实时自动查找检验结果，通过自动传真或远程打印可以将计算机处理的数据传送到护理区，也可传送到患者的电子病历上，整个报告过程无须使用纸张。通过电子邮件无线通讯技术可将检验室数据快速传输给主诊医生。

（4）可增加医护人员，包括文员和档案整理人员对工作的兴趣、责任和满足感。

3. 更有效地发挥检验分析仪的效能

优秀的 LIS 改善了检验室的操作程序，包括使用条形码标签标记检验标本，与检验分析仪器实现既可读取检验数据，又可程序自动控制分析仪器的双向对接，改善双边对接界，减少重复录入检测选项的耗时，从而提高出报告结果的效率和技术人员的工作效率。

4. 提高管理信息的质量

（1）产生准确、可靠和快速的工作量统计数据；为医院建立费用和预算提供数据基础。

（2）实现有效地管理从自动检验分析仪器产生出来的大量数据。

四、RIS 系统

放射科信息管理系统，简称 RIS，是放射科的登记、分诊、影像诊断报告以及放射科的各项信息查询、统计等工作的管理系统，RIS 系统与 PACS 系统紧密相连，构成医院数字医疗设备、影像及报告管理的解决方案。

由于特殊原因，如过去 PACS 是一个独立的系统，没有与 HIS 连接，无法获取病人的基本资料和费用信息，所以把 RIS 系统独立出来，并由开发 PACS 系统的公司进行了研发。其实它是起 PACS 与 HIS 之间连接桥梁的作用的，可以把 RIS

归到 PACS 或 HIS 的医技工作站中。

(一) 功能

1. 登录、预约自动安排

自动安排病人在指定的时间、地点就诊。自动安排医生及其他工作人员在指定的时间、地点工作。

2. 病历管理

进行病人人数统计及相关病历的获取和管理。

3. 资源管理

包括人力资源管理、设备管理、消耗材料管理等资源的管理。

4. 胶片、文件跟踪

管理胶片及相关文件的借出、入库等。

5. 医学影像诊断报告的书写

制作、审阅、打印诊断报告书。

6. 财务和报表管理

财务管理及各类统计报表的管理。

(二) 意义

RIS 系统是放射科的医疗信息系统,同时是具有管理科内所有患者资料和科室日常工作的综合管理信息系统,也是高水平高效率进行科研、教学、学术交流,全面提高科室医疗水平的现代化信息平台。各种 X 线机、DSA、X-CT、MRI、CR、DR 等先进的设备已成为放射科的常规组成部分,同时国际各种先进的放射诊疗技术也引进到中国,使得放射科成为微创无创诊断治疗相结合的综合性科室,并成为数字化医院建设快速发展的重要组成部分。这些日常医疗工作的条件与诊疗技术和水平的提高,必然要求与之配套的 RIS 来全面汇总信息资源、整合科室工作环节,优化工作流程,并促进数字医疗数字医院的发展和建设。

第三节　社区家庭医生信息化的技能

一、Word

众多医疗计算机技能中最常用的还是 Word、Excel 等软件。Word 是由 Microsoft 公司出版的一个文字处理器应用程序。它最初是由 Richard Brodie 为了运行 DOS 的 IBM 计算机而在 1983 年编写的。随后的版本可运行于 Apple Macintosh(1984 年),SCO UNIX 和 Microsoft Windows(1989 年),并成为了 Microsoft

Office 的一部分。家庭医生使用 Word 软件编排文档,使得打印效果在屏幕上一目了然,它方便的软件界面,提供了丰富多彩的工具,利用鼠标就可以完成选择、排版等操作。用 Word 软件可以编辑文字图形、图像、声音、动画,还可以插入其他软件制作的信息,也可以用 Word 软件提供的绘图工具进行图形制作,编辑艺术字、数学公式,能够满足用户的各种文档处理要求。家庭医生只需要掌握 Word 的启动和关闭操作,了解 Word 窗口界面;掌握创建、打开和保存文档的方法。特殊符号的输入、选中想要的文本、移动复制和删除文本、查找和替换、文字的修饰、段落设置、页面设置、插入页码和分栏排版都是作为家庭医生的信息化手段。另外插入图片、艺术字以及文本框的方法和设置对象格式也是必要的基础知识。

不管是 Word 还是 Excel 都提供了强大的制表功能,不仅可以自动制表,还可以手动制表。表格线可以自动保护,表格中的单元格可以任意改变大小,表格周边还可以进行各种修饰。

二、Excel

在每天的工作之中,Excel 完全可以算得上是一个不可或缺的软件。每个 Excel 文件都是一个工作簿,一个工作簿中可以包含一个或者多个工作表,而每个工作表中又都包含了很多的单元格,我们在 Excel 中所作的各种操作,实际上就是在单元格中填充数据并对其进行计算。

如果单元格中的内容较长无法全部显示或者超出的内容盖住了后面单元格显示的内容,可以调整单元格的长度和宽度来适应其中的内容。用鼠标左键点击工作表的坐标轴行号或者列号之间的分隔线并拖动,就可以改变单元格的长度或宽度,双击分隔线的话,可以令其自动调整到合适的位置。如果点击横纵坐标轴的交叉点(这个点被称为"全选按钮")后再对单元格进行调整,那么就会同时改变所有单元格的长度或宽度。有些时候一些数值或者日期类型的数据会因为单元格宽度不够而显示成一排"♯",只需要拉宽单元格就可以让数据正常的显示出来了。

当我们选中一个或多个单元格时,选中区域的右下角会有一个黑色的小方块,这个小方块被叫做"填充柄"。千万不要小看这个小小的方块,它可是很有用的东西,可以完成填充、扩展或者清除单元格的操作。填充柄的使用也很简单,选中一个填好内容的单元格,然后让鼠标指针指向填充柄,鼠标光标会变成一个十字,这时候点击左键并向不同的方向拖动就可以实现不同的功能:向右或下方拖动鼠标,会自动将拖动所选中的单元格进行填充,如果选中的内容是文本格式,就会将所有选中的单元格内写入相同的文本,如果选中的是一个数值或日期,则会向所选的单元格内写入递增的数值或日期,想要像文本内容一样进行复制而不是递增的话,就要在拖动的时候按住 Ctrl 键。选择多个单元格的时候,也一样可以使用填充柄的填充功能,并且在进行数值递增的时候会自动按照数值排列的规律来进行递增,非常方便。如果鼠标拖动的方向和上面相反,是向左或上方拖动,那么所有被选为灰色的单元格内容都将被清除掉。

除了填充柄,Excel 的自动计算功能也是非常方便并且经常会被用到的功能。横向或纵向选择一组需要进行计算的数值,然后点击工具栏上的"自动求和"按钮,就会在所选单元格后面出现一个自动计算得出的数值总合。自动计算不止是求和,还有平均值、计数、最大值和最小值的计算,使用的时候只要点击自动求和按钮旁的三角箭头就可以看到并进行选择了。

Excel 和 Word 软件都提供了拼写和语法检查功能,提高了中文和英文文章编辑的正确性,如果发现语法错误或拼写错误,软件还提供修正的建议。当用 Word 软件编辑 好文档后,Word 可以帮助用户自动编写摘要,为用户节省了大量的时间。自动更正功能为用户输入同样的字符,提供了很好的帮助,用户可以自己定义字符的输入,当用户要输入同样的若干字符时,可以定义一个字母来代替,尤其在汉字输入时,该功能使用户的输入速度大大提高。

三、PowerPoint

PowerPoint 是功能强大的演示文稿制作软件,可协助用户独自或联机创建永恒的视觉效果。它增强了多媒体支持功能,利用 PowerPoint 制作的文稿,可以通过不同的方式播放,也可将演示文稿打印成一页一页的幻灯片,使用幻灯片机或投影仪播放,可以将你的演示文稿保存到光盘中以进行分发,并可在幻灯片放映过程中播放音频流或视频流。对用户界面进行了改进并增强了对智能标记的支持,可以更加便捷地查看和创建高品质的演示文稿。

基本的操作有:更改幻灯片次序,复制幻灯片,删除幻灯片,保存幻灯片,设置放映方式,幻灯片切换和自定义动画等。大部分的文字操作和 Word 是一样的。这里我们着重讲些使用技巧:

1. 字的出现与演讲同步

为使字与旁白一起出现,可以采用"自定义动作"中按字母形式的向右擦除。但若是一大段文字,字的出现速度还是太快。这时可将这一段文字分成一行一行的文字块,甚至是几个字一个字块,再分别按顺序设置每个字块中字的动画形式为按字母向右擦除,并在时间项中设置与前一动作间隔1秒到3秒,就可使文字的出现速度和旁白一致了。

2. 长时间闪烁字体的制作

在 PowerPoint 中也可制作闪烁字,但 PowerPoint 中的闪烁效果也只是流星般地闪一次罢了。要做一个可吸引人注意的连续闪烁字,可以这样做:在文本框中填入所需字,处理好字的格式和效果,并做成快速或中速闪烁的图画效果,复制这个文本框,根据想要闪烁的时间来确定粘贴的文本框个数,再将这些框的位置设为一致,处理这些文本框为每隔一秒动作一次,设置文本框在动作后消失,这样就成功了。

3. 目录式的跳转

利用字的跳转功能,可以建立页漂亮的目录。设置跳转时,建议不要设置字体的动作,而要设置字所在的边框的动作。这样既可以避免使字带有下划线,又可以使字色不受母板影响。具体操作为选中字框,单击右键,选"动作设置"项,链接到所要跳转的页面。

四、其他

普通的 Windows 操作想必大家都已经耳熟能详了,在信息化迅猛发展的今天,苹果电脑也悄悄地走进了大家的视线。

这里重点介绍使用 Mac 苹果电脑的基本原理(当然一般 PC 机的 Windows 操作系统也是如此)。在触控板上移动你的鼠标或手指时,就会控制一个在屏幕上移动的指针(也被称为光标)。通过指针,你可以在屏幕上选择各种项目并与其进行交互,包括选择文件、单击按钮、拖移滑块等。指针形状有时像一只手、有时像十字光标、有时像 I 型光标或其他图标,具体取决于你执行的操作和使用的应用程序。当某些时候 Mac 在紧张地工作时,指针可能会临时变成一个彩色的正在旋转的光盘,通常这说明正在进行某个任务。

在打开新的应用程序之前,不必退出应用程序。实际上,你可以同时打开和使用多个应用程序,具体取决于电脑中安装的内存量。例如,打开"邮件"时,你可以在使用 iPhoto 的同时,在后台(也就是说,不是当前的活跃应用程序)运行应用程序查看电子邮件。编辑图片时,你也许还想打开 iTunes 听听音乐。

进入 21 世纪,苹果公司已经渐渐取代了微软在信息领域的龙头地位。苹果系统 Mac OS 简洁化的操作,人性化的设计,精美的外观,高效率的后台技术完全适合于繁忙又不失秩序的医疗操作与诊断。例如,在美国、德国和瑞士等国家,著名的 AID 移动医疗工作站和 AID－iPad 应用软件被广泛的应用在各个医疗领域,AID 移动医疗工作站可以把 CT(计算机断层扫描)和 MRI(核磁共振成像)等 DICOM 数据加以整合而生成 3D 或者 4D 的图像,可以旋转,透视甚至是动画等各种操作。当医生在路上、家里或者救护车上,不管是白天还是晚上,都能及时通过 AID－iPad 软件接受到及时的医疗信息和推送的病患资料。使用苹果电脑进行医学诊断在国外已经成为医生的必备技能。无论是国外还是国内,家庭医生这一全面又特殊的职业,不仅要学习苹果电脑的基本操作以及相关的软件知识,也应该掌握众多平板电脑操作的基本手法。比如,进入苹果系统简单的开关应用程序,iPad独有的一键安装、升级或者删除,通过手指的滑动或者手势来操控软件,等等。

使用上面介绍的这些简单的信息基本知识和操作技巧,可以让家庭医生的工作变得更加简单和轻松,不仅简化了正常的操作流程,还跟上了时代的脚步。

第四节 社区家庭医生信息化问题和发展展望

一、社区家庭医生信息化难点和问题

(一) 档案信息化程度低

近几年,部分社区医院对居民完成了健康档案的建立,但家庭医生在日常给居民看病时所用软件无法与健康档案软件相连接,"看完病后,再打开档案录入居民看病记录,工作效率很低。"

大多数专家认为,为居民建立健康档案,从长远看是件非常有利的事,但目前信息化水平不高,导致这项工作很难见成效。此外,在社区医疗卫生方面还缺乏科学的统计分析,收集了大量信息,却没有专业人员对这些信息加以研究,从而得出针对某一地区居民健康状况的科学结论和保健方案。

(二) 人员流动问题

人员流动会对医疗信息的统计应用等产生影响,不利于达到社区医院信息化管理局部区域基础医疗数据的目的。社区医院的主要就诊病人是本社区的居民,办理的居民就诊卡也是根据居民在社区的资料和居民在卫生局的档案建立的,每个社区医院虽然没有规定只服务就近的几个社区的民众,但是当外来人员到社区医院来就诊时医生是无法看到病人以前的就诊记录的,无法根据病人的病史确定病人的具体疗法,无法做出最有利于病人的药物配制,其结果可能是引起意想不到的并发症。

(三) 信息系统的架构缺陷

(1) 社区医疗信息系统与医院信息系统在总体设计时没有考虑共网设计,造成目前各自为政百花齐放的格局,不利于信息资源共享。

(2) 两大系统的标准化建设程度不够,系统的数据格式大多采用自己的格式,缺乏统一的标准和协议。

(3) 两大信息系统的网络结构各异,运行平台和数据库不统一,而且系统之间也没有为对方提供规范化、标准化的数据接口,无法直接互联实现信息共享。现有系统不适应医疗服务模式的转变。因此,研究双向转诊系统中 信息资源的利用,探讨如何实现医院信息系统和社区医疗信息系统之间的资源共享具有深远的现实意义。

二、社区家庭医生信息化的展望

通过考察,当前社区医疗信息化整体发展和应用水平距社区医疗管理和信息时代的要求还存在很大差距,我国家庭医生信息化建设还处在信息的收集向信息处理的过渡阶段,大多数地区家庭医生信息系统建设都是针对单一管理模式。一是各系统之间需进一步有效衔接和信息互联互通;二是数字化信息积累程度难以满足电子政务发展的要求,现有的基础数据更新机制难以适应政务管理对适时性信息的需求,电子政务的效益总体上还不明显;三是网络体系建设环境亟待加强,包括政策法规、技术设施、安全标准、资金保证、人才组织、工作人员的信息意识等多个方面;四是各个社区信息共享程度较低,共享技术滞后。

因此,加大培训力度,提高家庭医生计算机技术和网络知识的普及应用成了当务之急。

制定和落实社区家庭医生信息化人才的教育和培训计划,提高受训人员的专业水平;加强对社区医院信息系统宏观统一管理,建立家庭医生应对突发公共卫生事件的信息沟通的长效机制,提高预警预报和快速反应能力;加快社区医疗信息网络体系形成,积极开展远程医疗、教学和学术交流,完善社区医疗电子邮件系统应用建设,为实现网上信息传输和交换以及行政管理网络化运行奠定基础;重视健康档案数据库建设和国家级、省级健康档案数据基础建设,加强社区医疗信息的集成、加工和分析;开展和拓宽社区医疗资源门户网站体系建设,满足社会对家庭医生信息与政务管理信息日益增长的需求;加强家庭医生标准的制定、推广和应用,以社区家庭医生标准化建设,建立科学有效的信息化建设管理机制。

想象一下,中国未来的家庭医生,穿着整齐的制服,斜跨配套的卫生服务背包,装载着集医疗信息于一体的平板电脑,上门为居民服务。这样高效率高科技的画面浮现在眼前,是多么得值得期待和骄傲。医疗信息化一定是家庭医生必经的道路,也一定是可以预见的明天。

第八章　家庭医生相关规章制度

目前家庭医生没有相关的规章制度,但是由于家庭医生在社区卫生服务机构,从事全科医生的职能,因此,家庭医生相关规章制度要熟知社区卫生服务和全科医生相关规章制度。

第一节　基本概念

一、社区卫生服务的概念

社区卫生服务,是指在政府领导、社区参与、上级卫生机构指导下,以基层卫生机构为主体,全科医师为骨干,合理使用社区资源和适宜技术,以人的健康为中心、家庭为单位、社区为范围、需求为导向,以妇女、儿童、老年人、慢性病人、残疾人等为重点,以解决社区主要卫生问题、满足基本卫生服务需求为目的,融预防、医疗、保健、康复、健康教育、计划生育技术服务等为一体的,有效、经济、方便、综合、连续的基层卫生服务。

社区卫生服务是城市卫生工作的重要组成部分,是实现人人享有初级卫生保健目标的基础环节。大力发展社区卫生服务,构建以社区卫生服务为基础、社区卫生机构与医院和预防保健机构分工合理、协作密切的新型城市卫生服务体系,对于坚持预防为主、防治结合的方针,优化城市卫生服务结构,方便群众就医,减轻费用负担,建立和谐医患关系,具有重要意义。

1997 年,中共中央、国务院《关于卫生改革与发展的决定》中指出,改革城市卫生服务体系,积极发展社区卫生服务,逐步形成功能合理,方便群众的卫生服务网络。为了贯彻落实上述决定,国务院和有关部门制定了《关于开展区域卫生规划工作的指导意见》、《关于城镇医药卫生体制改革的指导意见》、《关于发展城市社区卫生服务的若干意见》。2002 年卫生部等 11 部委又联合发布了《关于加快发展城市社区卫生服务的意见》。2006 年 2 月国务院发出《关于发展城市社区卫生服务的指导意见》。

二、发展社区卫生服务的基本原则和工作目标

《关于发展城市社区卫生服务的指导意见》指出,发展社区卫生服务的基本原则是:①坚持社区卫生服务的公益性质,注重卫生服务的公平、效率和可及性;②坚

持政府主导,鼓励社会参与,多渠道发展社区卫生服务;③坚持实现区域卫生规划,立足于调整现有卫生资源、辅以改扩建和新建,健全社区卫生服务网络;④坚持公共卫生和基本医疗并重,中西医并重,防治结合;⑤坚持以地方为主,因地制宜,探索创新,积极推进。

发展社区卫生服务的工作目标是,到 2010 年全国地级以上城市和有条件的县级市要建立比较完善的城市社区卫生服务体系。具体目标是:社区卫生服务机构设置合理,服务功能健全,人员素质较高,运行机制科学,监督管理规范,居民可以在社区享受到疾病预防等公共卫生服务和一般常见病、多发病的基本医疗服务。东中部地区地级以上城市和西部地区省会城市及有条件的地级城市要加快发展,力争在二三年内取得明显进展。

第二节　社区卫生服务机构

一、社区卫生服务机构概念

(一) 社区卫生服务机构的概念

社区卫生服务机构,是指在城市范围内设置的、经区(市、县)级政府卫生行政部门登记注册并取得《医疗机构执业许可证》的社区卫生服务中心和社区卫生服务站。

社区卫生服务机构以社区、家庭和居民为服务对象,以妇女、儿童、老年人、慢性病人、残疾人、贫困居民等为服务重点,以主动服务、上门服务为主,开展健康教育、预防、保健、康复、计划生育技术服务和一般常见病、多发病的诊疗服务,具有社会公益性质,属于非盈利性医疗机构。

(二) 社区卫生服务机构设置与执业登记

1. 社区卫生服务机构设置

社区卫生服务机构由社区卫生服务中心和社区卫生服务站组成,具备条件的地区可实行一体化管理。社区卫生服务机构的设置范围,原则上按照街道办事处范围或 3 万～10 万居民规划设置社区卫生服务中心。在人口较多、服务半径较大、社区卫生服务中心难以覆盖的社区,可适当设置社区卫生服务站或增设社区卫生服务中心。人口规模大于 10 万人的街道办事处,应增设社区卫生服务中心。人口规模小于 3 万人的街道办事处,其社区卫生服务机构的设置由区(市、县)政府卫生行政部门确定。

2. 社区卫生服务机构执业登记

社区卫生服务中心登记的诊疗科目应为预防保健科、全科医疗科、中医科(含民族医学)、康复医学科、医学检验科、医学影像科,有条件的可登记口腔医学科、临终关怀科,原则上不登记其他诊疗科目,确需登记的,须经区(市、县)级政府卫生行政部门审核批准,同时报上一级政府卫生行政部门备案。社区卫生服务站登记的诊疗科目应为预防保健科、全科医疗科,有条件的可登中医科(含民族医学),不登记其他诊疗科目。

社区卫生服务中心原则上不设住院病床,现有住院病床应转为以护理康复为主要功能的病床,或予以撤销。社区卫生服务站不设住院病床。

二、社区卫生服务机构基本标准

1. 社区卫生服务中心基本标准

(1) 床位。根据服务范围和人口配置。至少设日间观察床 5 张;根据当地医疗机构设置规划,可设一定数量的以护理康复为主要功能的病床,但不得超过 50 张。

(2) 科室设置。至少设有:临床科室,包括全科诊室、中医诊室、康复治疗室、抢救室、预检分诊室(台);预防保健科室,包括预防接种室、儿童保健室、妇女保健与计划生育指导室、健康教育室;医技及其他科室,包括检验室、B超室、心电图室、药房、治疗室、处置室、观察室、健康信息管理室、消毒间。

(3) 人员。至少有 6 名执业范围为全科医学专业的临床类别、中医类别执业医师,9 名注册护士;至少有 1 名副高级以上任职资格的执业医师;至少有 1 名中级以上任职资格的中医类别执业医师;至少有 1 名公共卫生执业医师;每名执业医师至少配备 1 名注册护士,其中至少有 1 名中级以上任职资格的注册护士;设病床的,每 5 张病床至少增加配备 1 名执业医师、1 名注册护士;其他人员按需配备。

(4) 房屋。建筑面积不少于 1000 平方米,布局合理,充分体现保护患者隐私、无障碍设计要求,并符合国家卫生学标准;设病床的,每设一床位至少增加 30 平方米建筑面积。

(5) 设备。必须配备诊疗设备、辅助检查设备、预防保健设备、健康教育及其他设备。

(6) 规章制度。制定人员岗位责任制、在职教育培训制度,有国家制定和认可的各项卫生技术操作规程,并成册可用。

2. 社区卫生服务站基本标准

(1) 床位。至少设日间观察床 1 张,不设病床。

(2) 科室。至少设有全科诊室、治疗室、处置室、预防保健科室、健康信息管理室。

（3）人员。至少有 2 名执业范围为全科医学专业的临床类别、中医类别执业医师；至少有 1 名中级以上任职资格的执业医师；至少有 1 名能够提供中医药服务的执业医师；每名执业医师至少配备 1 名注册护士；其他人员按需配备。

（4）房屋。建筑面积不少于 150 平方米，布局合理，充分体现保护患者隐私、无障碍设计要求，并符合国家卫生学标准。

（5）设备。必须配备诊断床、听诊器、血压计、体温计、心电图机等基本设备，以及有与开展的工作相应的其他设备。

（6）规章制度。制定人员岗位责任制、在职教育培训制度，有国家制定和认可的各项卫生技术操作规程，并成册可用。

三、社区卫生服务机构的职责

《城市社区卫生服务机构设置和编制标准指导意见》规定，社区卫生服务机构的主要职责是：

1. 社区预防

社区卫生诊断，传染病疫情报告和监测，预防接种，结核病、艾滋病等重大传染病预防，常见传染病防治，地方病、寄生虫病防治，健康档案管理，爱国卫生指导等。

2. 社区保健

妇女保健、儿童保健和老年保健等。

3. 社区医疗

一般常见病、多发病的诊疗，社区现场救护，慢性病筛查和重点慢性病病例管理，精神病患者管理，转诊服务等。

4. 社区康复

残疾康复，疾病恢复期康复，家庭和社区康复训练指导等。

5. 社区健康教育

卫生知识普及，个体和群体的健康管理，重点人群和重点场所健康教育，宣传健康行为和生活方式等。

6. 社区计划生育

计划生育技术服务与咨询指导，发放避孕药具等。

四、社区卫生服务机构人员配备

《城市社区卫生服务机构管理办法（试行）》规定，社区卫生服务机构应根据服务功能、服务人口、居民的服务需要，按照精干、效能的原则设置卫生专业技术岗位，配备适宜学历与职称层次的从事全科医学、公共卫生、中医（含中西医结合、民族医）等专业的执业医师和护士，药剂、检验等其他有关卫生技术人员根据需要合理配置。社区卫生服务机构的专业技术人员须具有法定执业资格。

临床类别、中医类别执业医师注册相应类别的全科医学专业为执业范围,可从事社区预防保健以及一般常见病、多发病的临床诊疗,不得从事专科手术、助产、介入治疗等风险较高、不适宜在社区卫生服务机构开展的专科诊疗,不得跨类别从事口腔科诊疗。

五、社区卫生服务机构的执业范围

1. 服务对象

社区卫生服务机构服务对象为辖区内的常住居民、暂住居民及其他有关人员。

2. 公共卫生服务

社区卫生服务机构提供以下公共卫生服务:

(1)卫生信息管理。根据国家规定收集、报告辖区有关卫生信息,开展社区卫生诊断,建立和管理居民健康档案,向辖区街道办事处及有关单位和部门提出改进社区公共卫生状况的建议。

(2)健康教育。普及卫生保健常识,实施重点人群及重点场所健康教育,帮助居民逐步形成有利于维护和增进健康的行为方式。

(3)传染病、地方病、寄生虫病预防控制。负责疫情报告和监测,协助开展结核病、性病、艾滋病、其他常见传染病以及地方病、寄生虫病的预防控制,实施预防接种,配合开展爱国卫生工作。

(4)慢性病预防控制。开展高危人群和重点慢性病筛查,实施高危人群和重点慢性病病历管理。

(5)精神卫生服务。实施精神病社区管理,为社区居民提供心理健康指导。

(6)妇女保健。提供婚前保健、孕前保健、孕产期保健、更年期保健,开展妇女常见病预防和筛查。

(7)儿童保健。开展新生儿保健、婴幼儿及学龄前儿童保健,协助对辖区内托幼机构进行卫生保健指导。

(8)老年保健。指导老年人疾病预防和自我保健,进行家庭访视,提供针对性的健康指导。

(9)疾病康复指导和康复训练。

(10)计划生育技术咨询指导,发放避孕药具。

(11)协助处置辖区内的突发公共卫生事件。

(12)政府卫生行政部门规定的其他公共卫生服务。

3. 基本医疗服务

社区卫生服务机构提供以下基本医疗服务:

（1）一般常见病、多发病诊疗、护理和诊断明确的慢性病治疗。

（2）社区现场应急救护。

（3）家庭出诊、家庭护理、家庭病床等家庭医疗服务。

（4）转诊服务。

（5）康复医疗服务。

（6）政府卫生行政部门批准的其他适宜医疗服务。

社区卫生服务机构应根据中医药的特色和优势，提供与上述公共卫生和基本医疗服务内容相关的中医药服务。

六、完善中医药服务功能

中医药是中华民族优秀的传统文化，是我国卫生事业的重要组成部分，是我国医学科学的特色。国务院《关于发展城市社区卫生服务的指导意见》指出，要发挥中医药和民族医药在社区卫生服务中优势与作用，推广和应用适宜的中医药和民族医药技术，在预防、医疗、康复、健康教育等方面，充分利用中医药和民族医药资源，充分发挥中医药和民族医药的特色和优势。《关于在城市社区卫生服务中充分发挥中医药作用的意见》对社区卫生服务中发挥中医药作用的基本原则和工作目标、合理配置和充分利用中医药资源、完善社区卫生服务机构的中医药服务功能、加强社区中医药人才培养和队伍建设、加强组织领导和管理等作出了具体规定。

七、社区卫生服务机构执业规则

《城市社区卫生服务机构管理办法（试行）》规定，社区卫生服务机构执业，须严格遵守国家有关法律、法规、规章和技术规范，加强对医务人员的教育，实施全面质量管理，预防服务差错和事故，确保服务安全。

（1）根据政府卫生行政部门规定，履行提供社区公共卫生服务和基本医疗服务的职能。

（2）妥善保管居民健康档案，保护居民个人隐私。社区卫生服务机构在关闭、停业、变更机构类别等情况下，须将居民健康档案交由当地区（市、县）级府卫生行政部门妥善处理。

（3）严格掌握家庭诊疗、护理和家庭病床服务的适应症，切实规范家庭医疗服务行为。

（4）对限于设备或者技术条件难以安全、有效诊治的患者应及时转诊到相应医疗机构诊治。对医院转诊病人，社区卫生服务机构应根据医院建议与病人要求，提供必要的随访、病历管理、康复等服务。

（5）提供中医药（含民族医药）服务，应配备相应的设备、设施、药品，遵守相应的中医诊疗原则、医疗技术标准和技术操作规范。

（6）应在显著位置公示医疗服务、药品和主要医用耗材的价格，严格执行相关价格政策，规范价格行为。

（7）配备与其服务功能和执业范围相适应的基本药品。社区卫生服务机构使用药品，须严格执行药品管理法律、法规的规定，从具有合法经营资质的单位购入。严禁使用过期、失效及违禁的药品。

第三节　社区卫生服务人才队伍建设

国务院《关于发展城市社区卫生服务的指导意见》指出，加强高等医学院校的全科医学、社区护理学科教育，积极为社区培训全科医生、护士，鼓励高等医学院校毕业生到社区卫生服务机构服务。完善全科医师、护士等卫生技术人员的任职资格制度，制定聘用办法，加强岗位培训，开展规范化培训，提高人员素质和专业技术能力。要采取多种形式鼓励和组织大中型医院、预防保健机构、计划生育技术服务机构的高、中级卫生技术人员定期到社区卫生服务机构提供技术指导和服务，社区卫生服务机构要有计划地组织卫生技术人员到医院和预防保健机构进修学习、参加学术活动。鼓励退休医护人员依照有关规定参与社区卫生服务。

一、全科医师、护士任职资格制度

《关于加强城市社区卫生人才队伍建设的指导意见》指出，社区卫生专业技术人员以全科医学为主题，包括中医、西医、公共卫生、护理、医学等卫生专业技术人员，社区卫生服务机构中专业技术人员的专业技术资格晋升按国家有关规定执行。

1. 全科医师任职资格

在社区从事医疗卫生工作的医师，按照卫生部、国家中医药管理局有关规定执业，凡符合条件的卫生专业技术人员，均可参加全国卫生专业资格考试中的临床类别、中医类别全科医学专业中级考试，取得相应类别的全科主治医师资格。非全科医学专业的主治、副主任及主任医师经过有针对性的全科医师转岗培训，经考核合格，并由卫生、中医药、人事部门认定后，可转为相应资格的全科医师，按照卫生部、国家中医药管理局有关规定变更执业范围后，在社区从事全科医学工作。在晋升上一级资格时，其转前与转后年限合并计算。

2011年国务院规定"对符合条件的基层在岗执业医师或执业助理医师，按需进行1～2年的转岗培训。转岗培训以提升基本医疗和公共卫生服务能力为主，在国家认定的全科医生规范化培养基地进行，培训结束通过省级卫生行政部门组织的统一考试，获得全科医生转岗培训合格证书，可注册为全科医师或助理全科医师。"

2. 护理专业技术人员任职资格

社区护理人员的初级任职资格通过参加全国卫生专业技术资格考试的护理学专业考试获得;在全国卫生专业技术资格考试护理中级资格专业中增设面向社区护理的专业;在护理高级专业技术资格标准条件的有关政策规定中进一步体现社区护理的要求和特点。

二、社区卫生服务机构人员聘用制度

社区卫生服务机构要实行岗位管理制度;完善人员聘用制度;建立健全岗位考核制度,加强对受聘人员履行岗位职责情况的考核,提高服务水平和工作效率;探索建立人员退出机制,完善辞聘、解聘制度。

国务院规定:鼓励地方按照有关规定设置特设岗位,招聘优秀的专业技术人才到基层医疗卫生机构工作。经过规范化培养的全科医生到基层医疗卫生机构工作,可提前一年申请职称晋升,并可在同等条件下优先聘用到全科主治医师岗位。要将签约居民数量、接诊量、服务质量、群众满意度等作为全科医生职称晋升的重要因素,基层单位全科医生职称晋升按照国家有关规定可放宽外语要求,不对论文作硬性规定。建立基层医疗卫生人才流动机制,鼓励全科医生在县级医院与基层医疗卫生机构双向流动。专科医生培养基地招收学员时同等条件下优先录取具有基层执业经验的全科医生。

三、吸引和稳定社区卫生人才队伍

开展社区卫生人员岗位培训和全科医学规范化培训工作,培养、稳定社区卫生人才队伍。要采取多种形式鼓励和组织大中型医院、预防保健机构的高、中级卫生专业技术人员,按照卫生部有关规定,定期到社区卫生服务机构提供技术指导和服务;要有计划地组织社区卫生服务机构卫生技术人员到医院和预防保健机构进修学习、参加学术活动,提高社区卫生技术人员的素质和专业技术水平。要鼓励城市业务水平较高、身体状况较好的退休卫生专业技术人员到社区卫生服务机构开展医疗卫生服务,社区卫生服务机构要为他们开展服务提供便利,享受相应待遇。

第四节　社区卫生服务的保障制度

中共中央、国务院《关于卫生改革和发展的决定》中指出,要把社区医疗服务纳入职工医疗保险,建立双向转诊制度。国务院《关于发展城市社区卫生服务的指导意见》指出,发挥社区卫生服务在医疗保障中的作用。按照"低水平、广覆盖"的原则,不断扩大医疗保险的覆盖范围,完善城镇职工基本医疗保险定点管理办法和医疗费用结算办法,将符合条件的社区卫生服务机构纳入城镇职工基本医疗保险定点医疗保险的范围,将符合规定的医疗服务项目纳入基本医疗保险支付范围,引导参保人员充分利用社区卫生服务。探索建立以社区卫生服务为基础的城市医疗救助制度。

劳动和社会保障部在《关于促进医疗保险参保人员充分利用社区卫生服务的指导意见》中对完善参保人员利用社区医疗服务的引导措施作了具体规定:

一、定点社区卫生服务机构

参保人员选择的定点医疗机构中要有 1～2 家定点社区卫生服务机构。要实行一体化管理的社区卫生服务机构,参保人员可选择社区卫生服务中心及其下设的一家社区卫生服务站作为定点。有条件的地区,可探索直接与社区医师签订服务协议的定点管理办法。再有条件的地区,要积极配合有关部门探索建立双向转诊制度和开展社区首诊制试点。允许参保人员到定点零售药店直接购买非处方药和持定点医疗机构医师处方购药。

二、适当拉开支付比例档次

适当拉开医疗保险基金对社区卫生服务机构和大中型医院的支付比例档次。不断完善医疗保险费用结算管理办法。有条件的地区,对纳入统筹基金支付的住院和门诊特殊疾病的医疗费用,可探索按病种确定定额标准,有统筹基金和参保人员按比例分担的费用结算办法。

三、双向转诊

双向转诊,是指根据病人病情的需要而进行的上下级医院间、专科医院间或综合医院与专科医院间的转诊治疗过程。《关于公立医院支援社区卫生服务工作的意见》要求,探索建立医院与社区卫生服务机构定点协作关系和有效的双向转诊信息沟通渠道。医院应该为社区卫生服务机构转诊提供便利条件,并及时将适宜在社区治疗和康复的病人转诊至社区卫生服务机构。

双向转诊有纵向和横向转诊两种方式。纵向转诊,是指下级医院(社区卫生服务机构)对于超出本机构诊治范围的病人或在本机构确诊、治疗有困难的病人转至上级医院就医;反之,上级医院对病情得到控制后相对稳定的病人可视情况转至下级医院。横线转诊,是指综合医院可将病人转至同级专科医院进行治疗,专科医院也可将出现其他症状的病人转至综合医院处置;同样,不同类型的专科医院之间也可进行转诊活动。

四、社区卫生服务经费投入

国务院《关于发展城市社区卫生服务的指导意见》指出,各级政府要调整财政支出结构,建立稳定的社区卫生服务筹资和投入机制,加大对社区卫生服务的投入力度。地方政府要为社区卫生服务机构提供必要的房屋和医疗卫生设备等设施,对业务培训给予适当补助,并根据社区人口、服务项目和数量、质量及相关成本核定预防保健等社区公共卫生服务经费补助。政府举办的社区卫生服务机构的离退休人员费用,在事业单位养老保障制度改革前,由地方政府根据有关规定予以安排。地方政府要根据本地实际情况进一步加大力度安排社区公共卫生服务经费,并随着经济发展逐步增加。

《关于城市社区卫生服务补助政策的意见》进一步明确了政府对社区卫生服务补助原则、补助范围及责任划分、补助内容和方式等方面的政策措施。政府对社区卫生服务的补助范围包括:社区卫生服务机构基本建设、房屋修缮、基本设备配置、人员培训和事业单位养老保险制度建立以前按国家规定离退休人员费用以及公共卫生服务补助。

第五节　社区卫生服务监督管理

一、加强对社区卫生服务工作的领导

1. 制定实施社区卫生服务发展规划

地方政府要制定社区卫生服务发展中长期规划和年度发展计划,将发展社区卫生服务纳入当地国民经济和社会发展规划及区域卫生规划,落实规划实施的政策措施。在城市新建和改建居民区中,社区卫生服务设施要与居民住宅同步规划、同步建设、同步投入使用。

2. 建立健全社区卫生服务网络

地方政府要制定发展规划,有计划、有步骤的建立健全以社区卫生服务中心和社区卫生服务站为主体,以诊所、医疗所(室)、护理院等其他基层医疗机构为补充的社区卫生服务网络。要按照平等、竞争、择优的原则,统筹社区卫生服务机构发展,鼓励社会力量参与发展社区卫生服务,充分发挥社会力量举办的社区卫生服务机构的作用。

二、加强社区卫生服务监督管理

1. 规范机构和人员的准入制度

规范社区卫生服务机构的设置条件和标准,依法严格社区卫生服务机构、从业人员和技术服务项目的准入,明确社区卫生服务机构的范围和内容,健全社区卫生服务技术操作规程和工作制度,完善社区卫生服务考核评价制度,推进社区卫生服务信息管理系统建设。加强社区卫生服务的标准化建设,对不符合要求的社区卫生服务机构和工作人员,要及时调整、退出,保证服务质量。

2. 加强社区卫生服务执业监管

建立社会民主监督制度,将接受服务的居民的满意度作为考核社区卫生服务机构和从业人员业绩的重要标准;发挥行业自律组织提供服务、反映诉求、规范行为等作用;加强药品、医疗器械管理,确保医药安全;严格财务管理,加强财政审计监督。

第六节　医疗维权

医疗维权就是在现有法律制度之下,充分运用法律规则和法律手段来维护医疗机构在医疗活动过程中的合法权益。强调法律制度、法律规则和法律手段,而不是靠个人能力和人际关系去维权,虽然有时候也需要考虑这些因素。所谓法律制度,是指我国卫生管理法律制度,包括国家的卫生管理法律、行政法规、部门规章以及诊疗操作规范、规程,在医疗活动中,有很多情况是没有法律规定的,按照司法原则——有法依法,无法依法理,没有法理依习惯。因此,医疗活动中可能更多的需要医护人员按照我们行业中的习惯和大家认同的规则来行事。强调法律手段,包括法律所规定的一切处理医疗争讼事件的办法,可以和解、第三方主持调解和诉讼。在必要的时候,医疗机构还可以主动出击,以患者为被告提起诉讼。

从大的方面看,维护医方的权利应该包括依法履行医疗行为的权利和由此派生的财产权利、人身权利两个方面。目前,医方谈维权常是谈医护人员的人身权和医疗机构的经营权。

行医权在我国相关的法律中已有规定。《中华人民共和国执业医师法》(以下简称为《执业医师法》)第 3 条规定:"全社会应当尊重医师。医师依法履行职责,受法律保护。"这里所说的"医师依法履行职责",并且该行为"受法律保护",就指的是行医权。由于医疗行为涉及公民的生命健康问题,因而行医权也是一项必须要通过国家立法予以确认和保护的权利。

行医权是指国家通过立法确认的由卫生行政主管部门赋予具体的医疗单位或执业医师依照法律的规定享有的与诊疗活动有关的各项权利。在《执业医师法》中,行医权散见于有关的法律法规中,一般包括 6 个方面的权力,即获知病情权、诊疗方案决定权、处方权、强制缔约权、病史资料使用权和过失豁免权。

行医权派生的其他权利主要是指医师在行使行医权过程中派生的财产权利和人身权利。财产权利主要是医师可以依据法律的规定获得相应的报酬,医师用于诊疗工作的工具、仪器设备等。人身权利包括生命权、健康权、姓名权、荣誉权、名誉权等。

医疗维权的种类根据医方维护权利的内容和方式的不同,医方维权包括主动维权和被动维权两种。

1. 主动维权

主动维权是指医疗机构及其医务人员主动地依据国家有关法律、法规的规定,规范自己的医疗行为,加强自律,在医疗过程中完善和保全依法行医的医疗文件,减少和避免医疗事故和医疗纠纷,充分应对医疗纠纷诉讼的行为。这是从防范医疗纠纷的角度入手的维权,医方在维权上显得主动而有效,并且能够提高医技水平和保障医疗质量。即使引发诉讼也能够从容应对,胜算把握较大。因而是一种积极有效的维权。

2. 被动维权

被动维权是指在发生侵害自己权益的事件后,运用法律武器,医疗机构及其医务人员保护自己合法权益的行为。这是一种被动的、事后弥补行为。对于已经造成的损害只能减少损失和寻求补偿,但是难以彻底消灭权利被侵害的情况。

在我国现阶段,医疗机构及管理人员已经注意到医院应当注重维护自己的合法权益,并且在中华医院管理学会和中国医师协会成立了维权部,在医疗机构内部也专门设立了"医疗风险管理科"、"医患关系办公室"等机构,有的单位还专门聘请了法律顾问。医疗维权必须从制度上加强,用全新的医疗管理制度代替旧的管理模式,用法律人文观念代替旧的强权医疗模式,提高医护人员的法律意识和法律能力,真正维护医疗机构在医疗过程中的合法权益。

附:制度导读

一、《全科医生制度》

国务院总理温家宝2011年6月22日主持召开国务院常务会议,决定建立全科医生制度。会议要求到2012年使每个城市社区卫生服务机构和农村乡镇卫生院都有合格的全科医生,基本形成统一规范的全科医生培养模式和首诊在基层的服务模式,基本实现城乡每万名居民有2～3名合格的全科医生,更好地为群众提供连续协调、方便可及的基本医疗卫生服务。

一要建立统一规范的全科医生培养制度。将全科医生培养逐步规范为"5+3"模式,先接受5年的临床医学本科教育,再接受3年的全科医生规范化培养。

二要着力解决当前急需与规范化培养周期较长之间的矛盾,近期采取多种措施培养合格的全科医生。对符合条件的基层在岗执业医师或执业助理医师,按需进行1~2年的转岗培训。严格执行城市医院医生在晋升主治医师或副主任医师职称前到基层累计服务1年的规定。

三要改革全科医生执业方式。全科医生可根据需要多点注册执业,可以在基层医疗卫生机构全职或兼职工作,也可以开办诊所。推行全科医生与居民建立契约服务关系。加强全科医生服务质量监管,并与医保支付、基本公共卫生服务经费拨付挂钩。

四要创新全科医生激励政策和方式。建立以按签约居民数获得服务费为基础的新激励机制,完善到艰苦边远地区工作的津补贴政策。拓宽全科医生职业发展路径,完善职称晋升办法。

建立全科医生制度,逐步形成以全科医生为主体的基层医疗卫生队伍,是医药卫生体制改革的重要内容,对于提高基层医疗卫生服务水平,缓解人民群众"看病难、看病贵"的问题,具有重要意义。

二、《社区卫生工作管理制度》(摘要)

(一)社区卫生服务健康管理团队制度

(1)由全科医生、社区护士、预防保健人员组成社区卫生服务健康管理团队,按照所辖区域、常住人口、服务功能与任务等情况,分片包干,落实管理责任制。

(2)积极开展社区卫生诊断,确定社区主要健康问题及影响因素,采取干预措施,并对干预效果进行评价。社区卫生诊断至少每三年进行一次。

(3)与社区居民签订《社区家庭健康服务合同》,建立家庭及个人健康档案,履行合同条款,开展分类、分层的连续性健康管理和健康教育,提供主动上门服务、追踪随访。

(4)健康管理团队应实行五个统一:文明用语、着装胸卡、服务流程、服务要求、出诊装备(出诊箱和出诊车)统一。

(5)在所辖社区居委会向社区居民公示健康管理团队人员的姓名、服务项目、服务时间、联系方式等,接受监督,并应保证团队进入家庭实行健康管理的服务时间。

(6)对健康管理团队工作进行定期考核,结合管理户数、管理质量以及管理对象的满意度进行综合测评,考核结果与绩效考核挂钩。

(二)质量控制管理制度

(1)监督检查社区卫生服务机构建立质量管理部门、医疗质量、医疗安全的核心制度及保障落实措施。

（2）监督检查社区卫生服务机构对医务人员进行质量安全教育和知识知晓情况。

（3）每年至少一次检查社区卫生服务机构公共卫生和基本医疗的工作质量、技术规范、服务流程及基础质量指标达标情况，提出改进意见，并监督整改落实情况。

（4）监督检查社区卫生服务机构开展"三基"（基础理论、基础知识、基础技能）和"三严"（严格要求、严密组织、严谨态度）岗位练兵活动。

（5）监督检查社区卫生服务机构医疗风险防范预案与医疗风险应急预案的制定和执行情况。

（6）监督检查社区卫生服务机构差错事故和医疗纠纷投诉的登记、报告、处理、分析情况。

（三）绩效考核管理制度

（1）根据社区卫生服务机构的运行状况、服务功能、服务质量、服务效果和社会满意度，每年底对社区卫生服务机构进行绩效考核。

（2）评估、公布社区卫生服务机构的绩效考核结果、提出整改意见，监督整改措施的落实。

（3）监督检查社区卫生服务机构各岗位的绩效考核指标、考核办法及实施措施。

（4）监督社区卫生服务机构对聘用人员业务水平、工作绩效、职业道德和接受服务居民的满意度考核的落实情况。

（5）每年监督检查社区卫生服务机构绩效考核结果与绩效工资挂钩情况。

三、《社区卫生服务机构业务管理制度》（摘要）

（一）突发公共卫生事件应急处理制度

（1）制定突发公共卫生事件应急预案，包括部门职责、监测、预警、报告、程序、应急处理等。

（2）定期对全员开展突发公共卫生事件应急处理相关知识与技能培训并组织演练。

（3）做好突发公共卫生事件物资储备，并进行动态管理。

（4）疫情报告。发生或可能发生传染病暴发、流行的重大食物和职业中毒事件；发生不明原因的群体性疾病；发生传染病菌种、毒种丢失的应在 2 小时内向所在区县卫生行政部门报告。

(5) 突发公共卫生事件应急预案的启动应听从政府统一指令,服从统一指挥。

(6) 提供医疗救护和现场救援,书写完整病历记录,协助转送病人。

(7) 采取卫生防护措施,防止交叉感染和污染。

(二) 传染病管理制度

(1) 发现传染病或疑似传染病病人时,在法定报告时限内,以最快速度向本辖区疾病控制与预防中心(简称疾控中心,下同)报告。

(2) 实行传染病首诊负责制。发现传染病病人或疑似传染病病人时,及时转入传染病定点收治医疗机构。

(3) 建立传染病个案登记卡,按照卡片登记项目填写齐全,不得漏项。掌握其动态情况,做好追踪随访。

(4) 做好传染病人或疑似病人流行病学调查、疫情报告、消毒隔离、应急救治、转院治疗等。必要时,对病人的学习、工作、生活环境进行预防性消毒;对病人接触者,实行医学观察;密切接触者预防性用药。

(5) 协助疾控中心开展传染病症候群(如发热、腹泻、因病缺勤、缺课等)监测工作。建立监测资料档案,开展监测分析。

(6) 加强对结核病传染源的发现与报告,配合疾控中心做好辖区内恢复期结核病病人的送药和访视工作。

(7) 建立健全性病、艾滋病防治工作制度,开展防治知识宣传,高危人群行为干预、咨询、检测、转诊服务;协助开展流行病学调查、医学随访、医疗救助;妥善保管工作档案,严格遵守保密制度。

(8) 对传染病预防、治疗管理中,发生传染病疫情缓报、漏报、谎报、隐瞒不报,造成疫情扩大或传染病暴发流行的部门和责任人,应严格追究责任。

(三) 免疫规划管理制度

(1) 对适龄儿童根据规定的免疫程序进行疫苗接种,并宣传免疫预防知识。

(2) 建立儿童预防接种电子档案,及时做好信息登记和更新,上传至国家信息管理平台。档案应长期妥善保管。

(3) 疫苗专人管理,制定需求计划,从规定渠道购入。购入时,须验收疫苗相关合格证件。做好领发登记,及时掌握使用量及耗损量。过期疫苗登记后上交。

(4) 疫苗的运输、储存和使用符合冷链管理要求。建立冷链设备档案,账物相符、专物专用。

(5) 合理安排疫苗接种门诊周期,设成人接种日。接种场所、接种人员、消毒、体检及接种均应符合相关要求。

(6) 及时建立接种卡、接种簿与接种证,按时预约接种。做好常规查漏补种和强化免疫工作。

（7）做好接种率监测与常规接种月报表统计，定期评价疫苗接种情况。

（8）对预防接种异常反应做好登记、调查，并及时处理、上报。

（四）健康教育管理制度

（1）在街（乡）政府健康促进领导小组领导下，建立健全健康教育工作网络，制订工作计划，定期召开例会，开展健康教育和健康促进工作。

（2）建立健康教育宣传板报、橱窗，定期推出新的有关各种疾病的科普知识，倡导健康的生活方式。

（3）开通社区健康服务咨询热线，提供健康心理和医疗咨询等服务。

（4）针对不同人群的常见病、多发病开展健康知识讲座，解答居民最关心的健康问题。

（5）发放各种健康教育手册、书籍，宣传普及防病知识。

（6）完整保存健康教育计划、宣传板小样、工作过程记录及效果评估等资料。

（五）慢性非传染性疾病管理制度

（1）设专（兼）职人员管理慢性病工作，建立社区慢性病防治网络，制订工作计划。

（2）对社区高危人群和重点慢性病定期筛查，掌握慢性病的患病情况，建立信息档案库。

（3）对人群重点慢性病分类监测、登记、建档、定期抽样调查，了解慢性病发生发展趋势。

（4）针对不同人群开展健康咨询及危险因素干预活动，举办慢性病防治知识讲座，发放宣传材料。

（5）对本社区已确诊的五种慢性病（高血压、糖尿病、脑卒中、冠心病、肿瘤）患者进行控制管理。为慢性病患者建立健康档案，实行规范管理，跟踪随访，详细记录。

（6）建立相对稳定的医患关系和责任，以保证对慢性病患者的连续性服务。

（六）地方病管理制度

（1）结合本地区地方病流行情况，制订防治工作计划，开展综合防治工作。

（2）做好地方病的登记、统计与上报工作。

（3）配合专业机构开展地方病病情和相关危险因素的监测，准确、及时、定量分析和预测地方病情及流行趋势。

（4）有针对性地开展多种形式的地方病防治知识宣传教育。

（5）完善信息网络，为调整防治策略、制订防治规划、开展防治工作及效果评估提供科学依据。

(七) 职业病管理制度

(1) 定期收集职业卫生基础资料,掌握本辖区用人单位职业病危害因素的分布与监测,职业健康检查及职业病发病、急性职业中毒事故的发生等相关工作的基本情况和动态变化。

(2) 采取多种形式开展职业卫生法律知识的宣传教育,为用人单位和劳动者提供职业病危害和防护知识咨询、教育和培训,提高劳动者的自我健康保护意识。

(3) 发现职业病人或疑似职业病人时,应及时报告上级卫生行政部门,并告知劳动者本人及用人单位。

(4) 建立辖区职业卫生档案目录,统一编号,实施计算机管理;定期检查核对档案的内容,记录变动情况。

(5) 督促用人单位建立健全职业卫生档案,并定期对档案进行检查指导。

(八) 儿童保健工作制度

(1) 设专人负责辖区内新生儿、婴幼儿、托幼园所儿童保健工作以及生命监测等工作。

(2) 掌握辖区内 0～6 岁儿童基本情况和健康状况,实行定期健康体检,并对体检结果进行综合评价。

(3) 做好新生儿访视工作,指导家长做好新生儿喂养、护理和疾病预防等工作。

(4) 对不同月龄和年龄的儿童进行血红蛋白、智力、视力测查,听力筛查和口腔检查,对检查结果异常的儿童进行登记、转诊、追踪和治疗。

(5) 在儿童定期健康体检中发现的体弱儿,按照管理常规进行登记和管理。

(6) 掌握辖区内托幼园所的基本情况,定期深入园所进行计划免疫接种、传染病预防、卫生消毒、五官保健等工作的督促与指导。

(7) 负责辖区内 5 岁以下儿童生命监测工作,掌握辖区内出生活产数、5 岁以下儿童死亡数及死亡原因。

(8) 及时准确完成儿童保健信息的登记、统计和上报工作。

(九) 妇女保健工作制度

(1) 设专人负责辖区内妇女保健相关信息收集与管理、孕前与孕产期保健管理与指导、妇女多发病防治与管理、避孕节育咨询与指导等妇女保健工作。

(2) 掌握辖区内人口、已婚妇女、育龄妇女、孕产妇、人口出生、孕产妇死亡、围产儿死亡等基本情况,定期与相关部门进行核实。

(3) 负责辖区内妇女常见疾病的筛查工作,对筛查情况进行登记,对筛查出的高危妇女进行随访治疗或转诊。

（4）开展预防常见妇科肿瘤和生殖道感染性疾病的健康教育。

（5）负责为辖区内妇女提供妇女常见病、多发病的诊疗服务，开展妇女病防治工作。

（十）孕产妇保健工作制度

（1）为辖区户籍人口、常住人口中的妊娠妇女建立"母子健康档案"（母子保健手册），并进行早孕检查与指导。

（2）对孕产妇和围产儿进行访视，统计上报相关信息。

（3）做好孕产妇与围产儿生命监测与管理工作。

（4）对建册的孕妇进行高危筛查，筛查出的高危孕妇按要求进行登记、追访与管理。

（5）入户调查、核实本辖区内的孕产妇和围产儿死亡（含外地户口及外区户口）情况，填写死亡报告卡，及时上报。

（十一）计划生育技术指导工作制度

（1）为辖区内育龄妇女提供避孕节育技术服务，开展避孕节育知识宣传普及。

（2）开展避孕节育咨询与指导，做好避孕节育方法的知情选择。指导育龄人群实施有效的避孕措施。做好性生活指导，提高已婚夫妇生活质量。

（3）提供避孕药具，做好相关药具的储存与保管。

（4）开展经常性的孕情监测服务，做好跟踪随访工作。

（5）开展育龄妇女计划生育手术并发症和药物不良反应的监测。

（6）做好计划生育技术服务相关数据的登记、汇总、统计与上报工作。

（十二）精神卫生工作制度

（1）成立地区精神卫生工作领导小组，建立精神卫生三级管理网络（街道、居委会、监护人），制订工作计划，定期召开例会。

（2）开展精神卫生流行病学调查，准确掌握精神病人基本情况，实行动态管理，及时准确上报精神卫生工作统计报表。

（3）开展重点人群的心理卫生咨询、心理行为干预、精神疾病预防等服务，早期发现精神疾患病人。

（4）开展对慢性或服用维持剂量药物的精神病人诊治，对新发现或疑似病人应及时转诊至上级专业机构确诊。

（5）建立随访制度。定期走访居委会，按疾病分期随访精神病人，及时掌握病情变化、治疗情况、去向，填写随访记录，进行康复治疗指导。

（6）指导监护人督促病人按时服药、观察可能出现的药物副反应和精神症状，动员病人参加社区组织的康复活动。

(7) 病人就诊或医务人员到病人家中诊疗时,应有家属或监护人陪同。

(8) 做好重点精神病人的管理,防止肇事肇祸事件的发生。

(9) 对"三无"精神病人登记造册并上报;对生活困难、符合免费服药治疗标准的患者,帮助申请享受、发放免费药物治疗。

(十三) 老年保健工作制度

(1) 设专(兼)职人员负责老年保健工作,建立网络,制订工作计划。

(2) 对辖区内老年人的基本情况和健康状况,进行调查、登记、建立健康档案。

(3) 对以社区居家养老形式为主的老年人进行服务需求评估,提供医疗护理、康复、保健服务及精神慰藉、舒缓治疗服务。

(4) 对患有慢性病的老人进行管理,进行饮食、运动、合理用药、合理就医指导。

(5) 对于高危老人,进行健康指导、行为危险因素干预。

(6) 开展多种形式的健康教育,对老年人进行疾病的预防、自我保健、常见伤害预防、自救和他救等指导。

(十四) 社区康复工作制度

(1) 开展社区残疾人健康状况调查,掌握残疾人的基本状况和康复需求,并建立社区残疾人基本数据档案,实施动态管理。

(2) 对有康复需求的残疾人,建立康复档案,进行功能评估,制订康复计划,实施康复治疗和功能训练。

(3) 积极开展家庭康复训练指导工作,对残疾人及亲友开展康复知识培训和指导。

(4) 对于在社区卫生服务机构无法满足的康复需求,向设有康复科的上级综合医院或康复服务机构进行转诊。

(5) 利用各种方式宣传康复和残疾预防知识,动员社会力量参与社区康复服务。

(十五) 双向转诊制度

(1) 社区卫生服务机构至少与一所大型医院建立双向转诊关系,签订协议,制订实施方案和服务流程,设专人负责,确保转诊渠道通畅。

(2) 培训社区医生,掌握双向转诊的病种范围、适应症、转诊流程和保障措施,熟悉转诊医院的基本情况、专家特长、常用检查项目及价格。

(3) 社区医生对符合转诊条件的病人,认真填写转诊单,与上级医院接诊部门取得联系,优先接待转诊病人,确保病人得到及时治疗。

（4）主动加强与上级医院的沟通，及时掌握上转病人的诊断治疗情况，做好转诊病人的追踪服务工作。

（5）对转回社区的诊断明确、病情稳定或康复期病人，应及时提供连续性的健康管理和医疗服务。

（十六）健康档案管理制度

（1）健康档案包括家庭健康档案、个人健康档案。家庭健康档案每户一份，个人健康档案每人一份，以家庭为单位成册。

（2）应为辖区内重点人群（老年、妇女、儿童）、弱势人群（孤寡、残疾、低保）、慢性非传染性疾病病人建立健康档案。

（3）对患有高血压、糖尿病、冠心病、脑卒中、肿瘤的病人，应在健康档案袋上用红、绿、橙、蓝、黑色标识区分。

（4）健康档案由全科医师负责填写，项目齐全、字迹清晰、表述准确、不得随意涂改。诊疗记录按 SOAP（主观治疗、客观检查、评价、计划）要求书写。

（5）健康档案每年至少随访记录 4 次，进行动态管理。

（6）健康档案应及时收集、及时记录、统一编号、归档保管。个人健康档案分散存放的，应在家庭健康档案中标明其存放地。

（7）健康档案管理应责任到人、制度到位、硬件落实、管理达标，逐步纳入计算机系统管理。

（十七）家庭病床工作制度

（1）为适合在家庭条件下进行检查、护理、治疗的病人建立家庭病床。

（2）家庭病床收治的病种范围应结合机构的医疗条件和技术水平确定。

（3）家庭病床的医护人员应由医疗护理技术骨干担任，经培训后上岗，严格执行诊治、护理常规和各项操作规程，不断提高工作水平、工作效率。

（4）建立家庭病床病历和家庭护理病历，定期查房，并对家庭病床病人进行诊断、治疗、提供康复指导，必要时安排会诊、转诊。

（5）为医护人员配备适用于家庭病床开展工作的诊断、检查、治疗和抢救设备及必要的交通工具。

（6）家庭病床的收费应执行国家统一医疗收费标准。

（十八）护理工作制度

（1）以健康为中心为有需求的社区居民提供护理、保健、康复等服务。

（2）与全科医生、防保人员组成健康服务团队，进行人群的健康管理、重点人群的护理保健。

（3）根据居民的主要健康问题，制订、实施护理工作计划。有针对性地提出社区慢性病人的整体化护理方案,并指导病人家属协助实施,及时向全科医生反馈相关信息。

(4) 遵医嘱完成担任社区卫生服务工作中各项护理工作,并做好社区护理记录。

(5) 严格执行各项规章制度和技术操作常规,做好查对和交接班工作,严防差错事故发生。

(6) 保证急救药品、物品的使用,各种药品分类放置,标签明显,字迹清楚,器械完好,每日清点,账物相符并有记录,做好交接。

(7) 做好消毒工作,按要求将医疗垃圾集中回收、处置,避免交叉感染的发生。

(8) 为辖区居民开展各种健康教育、健康促进活动。

第九章　社区家庭医生实用心理学

第一节　心理学的产生和发展

心理学是一门探索心灵奥秘,揭示人类自身心理活动规律的科学。它是一门既古老又年轻的学科,人类探索自己的心理现象,已经有 2000 多年的历史了,心理学早在 1502 年,古希腊文字中就已经出现了"psychology(心理学)"。但是心理学最初并不是一门独立的学科,而是包含在哲学中,直到 19 世纪 70 年代末,心理学才从哲学中分离出来,作为一门独立的学科。1879 年,德国心理学家、哲学家冯特(Wilhelm wundt,1832～1920)在德国莱比锡创建了世界上第一个正式的心理学实验室,标志着独立的科学心理学的诞生。1900 年,弗洛伊德(Sigmund Freud,1856～1939)发表了《梦的解释》,1916 年发表了《精神分析引论》,创立了精神分析学派。1923 年,巴甫洛夫(1849～1936)提出了高级神经活动学说。1920 年,南京高师(东南大学)建立了中国第一个心理学系。1980 年,中国心理学会加入国际心理学联合会。

心理学的应用和研究范围涉及与人类相关的各个领域,特别是随着社会的不断进步、经济的飞速发展、物质生活的不断丰富,人们的心理问题也日益增多,如焦虑、烦躁、抑郁、恐惧、嫉妒、自卑、自闭、自私等,而人们也越来越关注这些问题,期望解决这些问题,以求更舒适的生活。若想在竞争激烈的现代社会中占一席之地,掌握心理学知识是必不可少的。在我国大力推进社区卫生服务的今天,心理学的掌握与应用,对于社区家庭医生或全科医师来说尤其重要。

一、心理学概述

心理学是研究心理现象的科学,就是要揭示心理现象的发生、发展的客观规律,用以指导人们的实践活动。人们在工作,学习,生活中与周围事物相互作用,必然有主观活动和行为表现,这就是人类的心理活动,简称"心理"。具体地说,外界事物或体内的变化作用于人的机体和感官,经过神经系统和大脑的信息加工,人就会产生对事物的感觉、认知、记忆等表象,从而进行分析和思考。人在改造客观世界和主观世界的过程中,需要通过行为去处理周围的事物,会产生某种态度、会遇到各种困难,于是就会产生各种情绪或者克服困难的愿望,即意志。上述的这些感觉、知觉、思维、情绪、意志等都是人的心理活动。

心理活动是人类在生活实践中由客观事物引发,在头脑中产生的主观活动。心理活动是一种不断变化的动态过程,称之为心理过程。人的心理过程表现各有不同,这与个人的先天素质有关,也与他们的生活经验和学习有关。这也就是所说的人格和个性。心理过程和人格都是心理学研究的重要范畴。心理学还研究人的人体性、社会性、正常和差异性的行为表现。心理学是人类为认识自己而研究自己的一门基础科学。

自从人类文明发展以来,就已经开始对心理的问题进行探讨和研究。随着人类社会的实践活动的发展,心理学的分支学科也在不断增加,目前,心理学已是具有 100 多个分支学科的庞大科学体系,如普通心理学、法律心理学、发展心理学、教育心理学、管理心理学、消费心理学、咨询心理学、儿童心理学……这些都是心理学庞大体系中的成员。在今天,这些心理学都广泛应用在现实生活中。

二、心理学研究的对象

自从 1879 年第一个心理学实验室在莱比锡大学成立以后,现代心理学的发展在理论上已脱胎于哲学,形成了一门科学的独立体系,并在各个领域得到了广泛的应用,从而形成许多心理学分支学科,每一个分支学科都从自己特有的角度展开研究与应用。但在这众多的心理学分支中,人们尤其会把心理学和精神病学混淆,并将精神病学作为心理学的主要研究对象。其实,精神病学是医学的一个分支,精神科医生主要从事精神疾病和心理问题的治疗,在治疗过程中会针对精神疾病使用药物,心理治疗只作为辅助。心理医生以心理疏导、心理治疗为主,解决的是没有达到精神疾病程度的问题,如儿童情绪的发展、性别的差异、智力、老年人的心理以及人际关系等。

其实,心理学的研究对象主要包括 4 个方面:个体的心理现象、个性心理现象与行为、个体意识与无意识、个体心理与社会心理。例如,个体的心理现象主要包括心理过程与个性心理,而心理过程主要包括认知活动(诸如感觉、知觉、注意、记忆、思维、想象和言语等)、情绪活动(包括情绪和情感)和意志活动,个性心理则包括能力、气质、性格等。心理学家就是在尽可能的按照科学的方法,间接的观察、研究或思考人的心理过程是怎样的,人与人有什么不同,为什么会有这样和那样的不同,即人的人格或个性,从而得出适用人类的、一般性的规律,继而运用这些规律,更好地服务于人类的生产和实践。

三、心理学与心理咨询的关系

心理咨询作为一个新兴的行业,受到很多人的关注。心理咨询在我国发展迅速,各种形式的心理门诊、热线、心理机构应运而生。所以很多人一听到心理学就会联想到心理咨询,以至于心理咨询成为心理学的代名词。

其实,心理咨询只是心理学的一个应用分支。心理咨询的目的,是为了帮助人们认识和应对生活中的各种困惑,用正确的方法面对、克服内心的不安和不良的状态。心理咨询的对象有可能是个体,也有可能是一个群体,如一个家庭、一个年龄群体、一个灾难受创伤人群等。心理咨询面对的通常是正常人,咨询者通常存在心理困惑,但是不存在严重的心理障碍。如果是严重的精神疾病和心理障碍,那就要就诊于精神科,由精神科医生诊断和治疗。

在经济社会高速发展的状态下,人们越来越关注心理健康,更多人渴望了解心理学。在欧美、日韩等经济发达的国家,由于工作压力大,心理承受能力的减弱,人们通常看心理医生成为必不可少的减压舒缓方式。在我国由于这个行业起步较晚,人们认知程度的缺乏,从业人员素质的参差不齐,所以有待于专业人员提高知识水平,增加实践经验,培养良好的职业道德。

第二节　心理学的基础知识

心理的起源,尤其是人类高级心理过程,如思维,语言,情感等高级心理特征的产生,是神经基础及人类社会化进程的产物,是客观世界在人脑中反映的结果。心理学是研究人的心理过程与心理现象的科学,本节将简要地介绍心理学的一些基础知识。

一、感觉

感觉是客观刺激作用于感受器官,经过大脑的信息加工活动所产生的对客观事物个别属性的反映。感觉是一切高级、复杂的心理现象的基础,是人的全部心理现象的基础。人的知觉、记忆、思维、情感等复杂认识活动,必须借助于感觉提供的原始资料。如社区家庭医生家访某个患者,若注意到其在不停地流鼻涕,这个现象就是感觉,至于为什么流鼻涕、严重程度如何,仍待于进一步的分析。

感觉器官包括三个组成部分:感受器、神经通道、大脑皮质的感觉中枢。感觉的种类很多,根据作用部位,感觉可分为外部感觉(视觉、听觉、嗅觉、味觉、触觉等)和内部感觉(运动觉、平衡觉、内脏感觉等)。由于视觉和听觉在人们日常生活中占有很重要的位置,因此,心理学的研究多集中在这两个方面。

二、知觉

知觉是人的大脑对客观事物和身体状态整体属性的反映。它是人对客观环境和主体状态的感觉和解释过程,这个过程不仅是同某种感觉相联系,而且往往是视觉、听觉、触觉和动觉等协同活动的结果。知觉包含互相联系的几种作用：觉察、分辨和确认。

觉察：发现事物的存在，而不知道它是什么。比如，看到地上有一件金光闪闪的东西，我们知道它存在，但却不能马上判断出它是什么。

分辨：把一个事物或其属性与另一个事物或其属性区别开来。

确认：是指人们利用已有的知识经验和当前获得的信息，确定知觉的对象是什么，把它纳入一定的范畴。

从以上介绍我们不难看出，知觉是一个多层次的信息加工过程，是由当前存在的刺激和知觉者的某些内部过程相互作用的结果。即人的内部需要、动机以及在记忆系统中已经储存的信息，都在一定程度上影响到知觉的过程和结果。知觉是主动的和有选择的。

三、意识和注意

意识在哲学层面是一种与物质相对立的精神实体，是一种觉知，由思想、幻想、梦等构成。根据弗洛伊德的理论，意识主要包括前意识、潜意识和意识。前意识是指介于意识与潜意识之间的一种意识层面，前意识层面下所压抑的一些欲望或冲动，在浮现到意识层面之前先经过前意识；潜意识是精神分析的重要概念之一，指潜隐在意识层面之下的感情、欲望、恐惧等复杂经验，因受到意识的控制与压抑，而个人不自觉知；意识指个人全神贯注于某事物时所得到的清楚明确的意识经验。意识是一种高级的心理官能，对信息不仅是被动的感知，而且具有能动性和调节作用。意识是一种心理状态，它也可以发生一些变化，如觉醒、惊奇、警觉等。

注意是和意识是紧密相连的，但不同于意识。注意是心理活动或意识对一定对象的指向与集中。注意是一种内部心理状态，但可以通过人的外部行为表现出来。当你高度关注某一事物时，会有凝视、频频点头、托腮等动作相配合。注意分为被动注意和主动注意。例如，你在病房听到患者大呼"救命"时，你会自然倾听，甚至会前去探个究竟，这是被动注意。而主动注意是自觉的、有预定目的的，使注意指向一定对象，而且为了实现这一目的，在必要时还须做一定努力。例如，我们在上课时，即便教室外发生了一些有趣的事情，但我们还是要专心听讲，克服那些事情的影响，继续学习。

四、记忆

记忆是在头脑中积累和保存个体经验的过程，是人脑对外界输入的信息进行编码、存储和提取的过程。记忆包括识记、保存、认知（再认）和回忆（再现）四个过程。记忆作为一种基本的心理过程，是和其他心理活动密切相关的。记忆根据保存的时间长短分为瞬时记忆、短时记忆和长时记忆。运动记忆是保存时间最久的记忆，比如我们十多年没有骑自行车，但随时都可以骑，并没有忘记骑车的技术。

五、思维

思维是人类认识活动的最高形式，它使人们不仅能反映由感觉器官所直接感知的事物，而且能够反映出事物间的内在联系。这是通过对事物的分析、比较、综合、抽象和概括来进行的，是一种用推理或判断间接地反映事物本质的认识活动。

思维的特征包括：思维的具体性、思维的目的性、思维的实际性、思维的实践性和思维的逻辑性。当一个患者出现心理问题时，我们可以根据思维的这些特性，来判断他的思维进程是否存在问题，找出问题的根源，并提出解决的办法。

六、情绪与情感

情绪与情感是人对客观事物的态度体验及相应的行为反应，是以个体的愿望和需要为中介的一种心理活动。当客观事物或情境符合主体的需要和愿望时，就能引起积极的、肯定的情绪和情感；反之，就会产生消极、否定的情绪和情感。情绪与情感的特性包括：①倾向性：是指一个人的情感指向了什么，又是由什么而引起的；②稳定性：指情感活动的稳定程度；③深刻性：情感活动在思想和行动中的普遍性和深入程度；④效能性：指情感有鼓舞人们行动的作用。情绪与情感的功能包括：

（1）适应功能。情绪和情感是有机体适应生存和发展的一种重要方式。例如，动物遇到危险后产生怕的嘶叫；婴儿饿了以后的啼哭，都是情绪的反应。

（2）动机功能。过度的紧张和焦虑能促使人积极地思考和解决问题。如人在缺氧、在居室失火等情况下产生的恐慌和急迫感，都会成为驱使人改变状况的驱动力。

（3）组织功能。情绪情感是一个独立的心理过程，有着自己的产生机制和发生、发展过程。对其他心理活动具有组织的作用。这种作用表现为积极的情绪情感对活动的协调、促进作用和消极的情绪对活动的破坏、瓦解作用。例如，高兴、愉悦等积极情绪情感能促进认知活动，而恐惧、愤怒等消极情绪情感能干扰、破坏认知活动。此外，情绪情感的组织功能还表现在当人们处在积极、乐观的情绪状态时，易注意美好的方面，其行为比较开放，愿意接纳外界的事物。而当人们的情绪处在消极状况下，容易产生悲观和失望，甚至出现过激行为。

（4）信号功能。情绪和情感在人际间具有传递信息、沟通思想的功能。情绪的外部表现多以表情来实现，表情是思想的信号灯。比如，用微笑来表示肯定，有摇头来表现否定。同时身体的姿态、手势、语音和语调等都能使内心体验表达得更加明确。

七、性格

性格(personality)是一个人在对现实的稳定的态度和习惯了的行为方式中表现出来的人格特征,它受人的价值观、人生观、世界观的影响。性格具有一致性和特殊性的特点,前者表现为跨情境的一致性,而后者则表现为每个人都可能有些个性跟别人相似,但每个人也一定都有其特殊的一套个性表现。性格有好坏之分,最能直接地反映出一个人的道德风貌。在心理学上,关于性格的研究有很多,下面简要介绍三个性格理论。

1. 特质性格

性格特质(personality trait)是指一个人在各种不同的情境下,都保持着一种特殊的行为方式,它是一种持久的先天特征。常见的描述性格特质的形容词,如诚实的、可靠的、情绪不稳定的、焦虑的、友善的等等。近几年,由综合心理学家 Robert Mccrae 和 Paul Costa 对性格特质的发现,整理出五大基本性格特质,即是被大家所熟知的"五大性格特质"。

(1) 外向。在外向这类人格特质得分较高的人,常常有以下的特性:他们比较直率,喜欢社交,生气勃勃,友善,有自信且合群。也有些特质理论将外向归于正面情感。

(2) 神经质。在神经质这类人格特质得分较高的人,比较容易焦虑,具有敌意,自我意识较高,容易有不安全感,脆弱易受伤。跟外向性一样,神经质已累积了数以千计的研究,有些特质理论把神经质称为负面情感。

(3) 开放性。在开放性这类人格特质得分较高的人,具有好奇心、有弹性,有丰富的想象力,有艺术家的敏感,以及不墨守成规的态度。Mccrae 认为过去一直低估了开放性的重要性,其实这个特质是每个人的政治态度和意识形态的决定因素。

(4) 友善性。在友善性这类人格特质得分较高的人,比较具有同情心,值得信任,较合群,谦虚且正直。如果一个人在这个特质上得分很低,可能就是爱猜疑的爱唱反调的且攻击性较强。友善性可能是从小就有的气质,这类人与别人互动时会有较多的助人行为。

(5) 谨慎性。谨慎的人比较勤奋,有规律,计划周详,守时且较可靠。有些性格理论用约束性来代替谨慎性,研究发现谨慎性较高的人可能在各行各业都有较好的表现。

Mccrae 和 Costa 认为只要用上述五个基本性格特质就足以描述一个人的性格。经许多研究证实,五大性格特质已被公认为当代心理学中主要的性格结构,并已形成了测试问卷,目前已得到广泛的应用。当然有些学者认为要描述所有的性格应该要用比 5 个更多的特质,但也有一些学者认为只要三、四个特质即可。

2. 卡特尔 16pf 理论

美国伊利诺州立大学人格及能力研究所雷蒙德·卡特尔教授认为人的性格由表面特质和根源特质两部分构成,"表面特质"处于人格结构的表层,是从外部行为就可以直接观察到的特质,"根源特质"是人类的潜在、稳定的人格特征。根源特质是一个人的性格的核心,也是人格测验应把握的实质。据此,卡特尔采用系统观察法、科学实验法以及因素分析统计法,经过二三十年的研究确定了 16 种人格特质,并编制了 16pf 测验量表。

该量表是评估 16 岁以上个体人格特征的最普遍使用的工具,广泛适用于各类人员,对对象的职业、级别、年龄、性别、文化等方面均无限制。测验由 187 道题组成,从乐群、聪慧、自律、独立、敏感、冒险、怀疑等 16 个相对独立的人格特点对人进行描绘。每一人格因素由 10~13 个测题组成的量表来测量,共 16 个分量表。16 种因素的测题采取按序轮流排列,以便于计分,并保持受试者做答时的兴趣。每一测题有 3 个备选答案。

3. 性格结构

弗洛伊德将性格结构分为三部分:本我、自我和超我。在他看来,性格是 3 个"我"互动出来的结果。

(1) 本我(id)。本我是性格中最原始的成分,主导其运作的是"享乐原则",意味着及时满足欲望。本我是精神能量汇集之所,里面蕴藏着许多主宰人类行为的生物性冲动,如吃、睡、排泄、性交等,而本我的运作是遵循弗洛伊德所谓的初级思考历程,通常是原始的。

(2) 自我(ego)。自我在性格中起决策的作用,主导其运作的是"现实原则",意味着延后满足,知道出现适当的时机以符合现实的状态。自我必须协调本我想立即被满足的冲动与现实环境的要求,它会考虑现实状态(如社会规范、礼仪、规矩、习俗)后,再决定怎么做。简而言之,自我中在试图驯服本我的欲望,以免处于不合乎实际的尴尬境地。

其实,自我也希望能满足所有的本我冲动,因此,自我的运作是遵循弗洛伊德所谓次级思考历程,它较初级思考历程合理、实际,且意在解决问题,这样才会避免被社会排挤,而做出比较适宜的行为,也才能达到更大的目的,以满足冲动。

(3) 超我(superego)。超我是性格中道德与理想的成分,关切的是如何合乎社会标准以做出对的行为。我们从小就会被教导一些是非对错的社会常规,这些规范最后会变化为我们对自己的期许,表示我们真的愿意接受这些规范,并且会强迫自己符合这些规范。一般而言,超我会在 5 岁时从自我中分化出来。有些人的超我还会有很不合理的超高道德标准,导致自己常会有莫名的罪恶感。

根据弗洛伊德的说法,这3种"我"的分布横跨在他所谓的3种意识之间,又可分为两个对立的意识层面:潜意识相对于意识和前意识。意识包含我们随时可以知觉到的现象;前意识则是我们稍加注意,便可以知觉到的现象;潜意识则包含思想、记忆、欲望等我们无法知觉到的现象,但它却是行为主要的决定者。

八、气质

人的气质是有明显差异的,这些差异属于气质类型的差异。对气质类型的划分,有不同的见解,因而形成不同的气质理论。最早对气质加以分类并给予细致的描述,其分类被后人接受认可的,是希波克拉底(Hippocrates)对气质的分类。希波克拉底是古希腊著名的医生,他认为体液即是人体性质的物质基础,人体中有4种性质不同的液体,它们来自于不同的器官。其中,粘液生于脑,是水根,有冷的性质;黄胆汁生于肝,是气根,有热的性质;黑胆汁生于胃,是土根,有渐温的性质;血液出于心脏,是火根,有干燥的性质。人的体质不同,是由于4种体液的不同比例所致。

欧洲古代医学的集大成者,也是罗马帝国时期著名的生物学家和心理学家格林·盖伦(Galen,130~200)从希波克拉底的体液说出发,创立了气质学说,他认为气质是物质(或汁液)的不同性质的组合,并认为气质共有13种。在此基础上,气质说继续发展,成为经典的4种气质:

(1)多血质。外向,活泼好动,善于交际;思维敏捷;容易接受新鲜事物;情绪情感容易产生也容易变化和消失,容易外露;体验不深刻等。

(2)粘液质。情绪稳定,有耐心,自信心强。

(3)抑郁质。内向,言行缓慢,优柔寡断。

(4)胆汁质。反应迅速,情绪有时激烈、冲动,很外向。

第三节　心理学的研究方法

心理学的研究方法主要分为:观察法,测验法,实验法,调查法和个案法等,这些方法属于科学性的方法,是根据问题的假设性,进行研究设计;采用恰当的方法技术搜集资料:按照一定的程序进行结果的统计处理;最终进行理论分析,得出结论。

一、观察法

观察法是指在自然情境下对人的行为进行有目的、有计划系统的观察并记录,然后对所做的记录进行分析,从而得到心理活动变化和发展的规律的方法,具体可以分为参与式观察法与非参与式观察法。观察法的成功取决于观察的目的和任务,观察和记录的手段,以及观察者的毅力和态度。观察法是对被观察者行为进行直接的了解,收集第一手资料。由于观察是在自然条件下进行的,不被观察者所知,所以其行为和心理活动较少受到环境干扰,因此这种方法了解的状况是真实的现象。例如,社区家庭医生为了了解某个家庭的生活习性,就可以住在这个家庭中,近距离对他们进行观察。

为了避免观察的主观性和片面性,使观察时能获取正确的资料,在使用观察法时应注意以下几个方面:

(1) 观察必须要有明确的目的性,对拟观察的行为特征要加以明确的界定,做好计划,按计划进行观察。

(2) 观察必须是系统的,而不是偶然的,有选择性的。

(3) 必须随时如实的做好,如果能用录音机、录像机做好记录,效果更好。

(4) 应在被观察者处于自然状态下进行观察,获取最真实的资料。

二、测验法

测验法使用特定的量表为工具,对个体的心理特征进行间接的了解,并作出量化结论的研究方法。使用测验法,第一,可以了解个体或团体的心理特征,如使用智力量表测量儿童的智力水平,用人格量表了解人不同的心理特性;第二,可以探讨心理特征和外界因素的关系,如考察智力和学习成绩的关系,性格因素是否影响社会交往;第三,可以比较不同个体或团体之间的心理差异。

测验的种类很多,按一次测量的人数,可把测验分为个别测验和团体测验。按测验的目的,又可把测验分为智力测验,特殊能力测验(性向测验)和人格测验等。

用标准化的量表来测试心理特征时应注意以下几点:

(1) 根据测试目的选择相应的测量工具。

(2) 主持测验的人应具备使用测验的基本条件,如口齿清楚,态度平和,了解测验的实施程序和指导语,有严格控制时间的能力,并能严格按测量实施程序进行测验等。

(3) 严格按照测验手册上的方法进行记分和处理结果。

(4) 测验分数的解释应有一定的依据,不能随意解释。

实施测验时要注意两个基本要求:即测验的信度和效度。信度和效度都是量化研究的标准。信度是指一个测验的可靠程度。效度是指一个测验的有效性,可以通过行为的预测来表示。为了保证心理测验的信度和效度,一方面要对某种心理品质进行深入的研究;另一方面,在编写心理量表时要注意严谨性和科学性。只有按科学程序严谨的编制出来心理量表,才可能有效而可靠地测量出人们的心理品质。

三、实验法

在控制条件下对某种行为或者心理现象进行观察的方法称为实验法。在实验法中,研究者可以利用仪器设备干预被试者的心理活动,人为的创设出一些条件,使得被试者做出某种行为,并且这些行为是可以重复出现的,这是实验法与观察法的不同之处。

研究者在进行实验研究时,必须考虑到 3 类变量:

(1) 自变量,即实验者控制的刺激条件或实验条件。

(2) 因变量,即反应变量(这是实验者要研究的真正对象)。

(3) 控制变量,即在实验中除自变量以外的其他可以影响实验结果的变量。

用实验法研究心理学问题必须设立实验组和控制组,并使这两个组在机体变量方面大致相同,控制实验条件大致相同,然后对实验组施加实验变量的影响,对控制组则不施加影响,考察并比较这两组的反应是否不同,以确定实验变量的效应。

实验法可分为实验室实验和自然实验。实验室实验是借助于专门的实验设备,在对实验严格控制下进行的。例如,实验中安排 3 个不同的照明条件(由弱到强),让被试分别在不同的照明条件下,对短暂出现的信号做出按键反应,通过仪器记录被试每次的反应时间。这样就可以了解照明对反应时的不同影响。自然实验也叫现场实验,在某种程度克服了实验室的缺点。自然实验虽然也对实验条件进行适当的控制,但它是在人们正常的工作和学习情境中进行的。例如,为了衡量不同食谱对人体健康的作用,可以选择若干组身体健康条件、运动习惯等方面相似的社区居民家庭,由专人为他们配送定制餐饮,经过一段时间后,分别对这若干组的家庭成员进行健康检测,若不同家庭间的健康水平有显著差异,说明某个食谱对人体的健康确实有积极或消极作用。

四、调查法

调查法是以提问题的方式,要求被调查者对某个或某些问题做出回答的方法。调查法可以用来探讨被调查者的机体变量(如性别、年龄、职业、教育程度、经济状况等)、反应变量(即他对问题的理解,如态度、期望、信念、行为等)以及他们之间的关系。可以向被调查者本人做调查,也可以向熟悉被调查者的人做调查。

调查法可分为问卷法和访谈法两种方式。问卷法是指采用预先拟定好的问题,由被试自行填写来收集资料进行研究的方法。问卷法可以同时收集许多人对同类问题的资料,比较节省人力和物力。但是这种方法潜在的问题是,问卷回收率可能会影响结果的准确率;被调查者有时可能不认真合作,会使问卷的真实性受到影响。访谈法是指研究者根据预先准备好的问题向被调查者提出,在面对面一问一答中收集资料,然后对被试的心理特点及心理状态进行分析和推测,它又可以进一步分为结构式访谈法、半结构式访谈法和非结构式访谈法。结构式访谈法是指根据访谈的目的,事先准备好确定的访谈提纲,并且访谈的进程严格按照访谈提纲来执行,而非结构式访谈法是没有访谈提纲,完全凭借访谈人员对临时情况的把握与临时应变,半结构式访谈法介于两者之间。访谈法一般不需要特殊的条件和设备,比较容易掌握。但是由于访谈对象有限,加上被试可能受主观和客观因素的影响,有可能会影响资料的真实性。

五、个案法

个案法是收集单个被试各个方面的资料以分析其心理特征的方法。通常收集的资料包括个人的生活史、家庭关系、生活环境和人际关系等特性的资料。根据要求,也常对被试做智力和人格的测验或从熟悉被试的周围人那里了解情况。

个案法要求对某个人进行深入而详尽的调查和研究,以便发现某种行为和心理现象的原因。例如,通过个案分析可以了解破裂家庭对孩子的心理发展影响;也可以了解不同运动习惯对某种疾病恢复情况的影响。个案法有时会和其他方法配合使用,这样可以收集更丰富的个人资料。

个案法的优点是,可加深对特定个人的了解,以便发现影响某种行为和心理现象的原因。个案法的缺点,所收集的资料往往缺乏可靠性,而研究的结果也可能只适合于个别情况。因此,一般来说,个案法常用于提出理论和假设,要进一步检验理论和假设,则有赖于其他方法。

心理学的研究方法远不止以上几种,同时,以上几种方法各有优点,也各有不足之处。人的心理活动是复杂的,因此,研究人的心理现象不能只采用一种方法,应该根据研究的需要,灵活的选用几种方法,使之共同发挥作用,以便相互补充,使研究收到更好的效果。

第四节　社区家庭医生常用的心理咨询技术

心理咨询是我国近几年发展迅速的行业,也是人们了解心理学、应用心理学的一个重要窗口。随着社会和经济的发展,生活节奏越来越快,人们也日益注重维护心理健康问题。因此,作为社区家庭医生,了解并掌握部分心理咨询学的知识显得十分必要。

一、心理咨询入门

1. 什么是心理咨询

心理咨询是心理师运用心理学的原理和方法,协助当事人发现自身的问题和根源,从而挖掘当事人本身潜在的能力,来改变原有的认知结构和行为模式,以提高对生活的适应性和调节周围环境的能力,维护身心健康。一般认为,心理咨询主要有以下几个特征:

(1) 主要针对健康人群,或者是存在心理问题的亚健康人群。

(2) 为人的一生提供有效的帮助。

(3) 强调个人的力量和价值。

(4) 强调认知因素,尤其是理性在选择和决定中的作用。

(5) 研究个人在制订总目标、计划,以及扮演社会角色方面的个性差异。

(6) 充分考虑情景和环境的因素,强调人对于环境资源的利用以及必要时的改变。

换言之,心理咨询就是心理咨询师通过语言、文字等媒介,给咨询者以帮助,启发和教育的过程。通过心理咨询,可以使咨询对象在认识、情感和态度上有所改变,解决其在学习、工作、生活、疾病和康复等方面出现的心理问题,从而更好地适应环境,保持身心健康。

2. 心理咨询师的个人素质

心理咨询是一种亲密的学习方式,反对刻板角色。心理咨询师以真实身份与当事人进行交谈更易使当事人获益。在心理咨询师与当事人建立咨询关系的过程中,形成信任、融洽的咨询氛围非常重要。这就要求心理咨询师必须具备一定的个人素质:①认同自己的身份;②尊重并欣赏自己;③确认自己的能力;④乐于改变;⑤愿意提高觉察力;⑥能忍受模糊性;⑦能发展自己的咨询风格;⑧能体验当事人的内心世界;⑨积极生活态度;⑩实在、诚恳与诚信;⑪有幽默感;⑫会犯错且愿意承认;⑬真实地活在现在;⑭多元文化取向;⑮能做决定;⑯关怀别人的幸福;⑰能从工作中寻求生活的意义。

心理咨询师的这些个人素质在心理咨询过程中非常重要。例如,在心理咨询师的价值观中,心理咨询师对一系列问题的认知是健康向上的,心理咨询师要有认同婚姻、家庭及其他关系;心理咨询师要保持中立态度,对当事人做适当的引导,但不能代替当事人做决定;心理咨询师能欣赏不同的文化,对社会文化的偏见与认同保持高度的敏感,顾及到弱势群体利益等。这些个人素质有助于心理咨询的顺利进行,也有助于心理咨询师与当事人的共同成长。

3. 心理咨询对象

心理咨询的主要对象是那些精神正常,但心理健康水平较低,产生心理障碍导致无法正常学习、工作、生活并请求帮助的人群,主要可分为三大类:一是精神正常,但遇到了与心理有关的现实问题并请求帮助的人群;二是精神正常,但心理健康出现问题并请求帮助的人群;三是特殊对象,即临床治愈的精神疾病患者。

在心理咨询中,常遇到的心理咨询对象有:①生活中遇到重大选择时,犹豫不定者;②工作压力大,无力承受但又不能自行调节者;③初涉世事,对新环境适应困难者;④经受挫折后,精神一蹶不振者;⑤过分自卑,经常感到心情压抑者;⑥在社会交往方面,自感有障碍的人(如胆怯、自我封闭);⑦在经历了失恋、离婚、丧偶等情况之后,心灵创伤无法"自愈"者;⑧婚姻及家庭不和睦,渴望通过指导改善者;⑨下岗、退休后,心情苦闷,难以自我调适者。⑩患有某种身体疾病,对此产生心理压力者;⑪时常厌食或暴食者;⑫睡眠状态发生改变的初始期;⑬轻度性心理障碍者。

二、心理咨询的意义

有学者认为:"心理咨询是一种帮助人们自我指导的高度艺术,是一种有爱心、有技术的专业,是促进人们身心健康发展的专业"。具体地讲,心理咨询的意义有以下几个方面:

(1)帮助人们正确认识自我和周围世界,拥有完善的认知体系,避免因为错误而导致种种的失败。

(2)教会人们如何管理自己的情绪、如何拥有积极稳定的情绪,避免并预防精神病症的发生。

(3)帮助人们完善人格、摆脱自卑、自恋、自闭等不良心态,从而更好地投入到学习、工作等生活中去。

(4)帮助人们恢复爱的能力,学会幸福地生活、工作和爱。

(5)帮助人们摆脱失业、失恋、离异等造成的痛苦,使人们学会应对挫折的方法。

(6)矫正各种人格和神经质。

(7)帮助人们渡过人生各个发展阶段的种种危机。

三、社区家庭医生常用的心理咨询技术

1. 专注与倾听技术

在心理咨询过程中,心理咨询师的语言与非语言行为反映出心理咨询师是否在全神贯注聆听当事人的语言表达和非语言表达。只有专注与倾听,细读当事人的语言和非语言行为,心理咨询师才能关切、疼惜和重视当事人的遭遇,并愿意与当事人共同解决问题。专注与倾听技术分为两个层面:心理咨询师身体的专注与

倾听,表现为面对当事人、身体姿势放开、身体稍微倾向当事人、良好的目光接触等;心理咨询师心理的专注与倾听,表现为能够积极思考、能够帮助当事人梳理与分析问题的根源等。该技术适用于心理咨询过程的整个阶段。

2. 具体化技术

具体化技术是指心理咨询师聆听当事人叙述时,若发现当事人陈述的内容有含糊不清的地方,心理咨询师以"何人、何时、何地、有何感觉、有何想法、发生什么事、如何发生"等问题,协助当事人更清楚、更具体地描述其问题。

运用该技术时需注意的事项是:①心理咨询师必须专注与倾听当事人的叙述,才能发现当事人叙述中含糊不清的地方;②有时候具体化技术需搭配其他心理咨询技术,这样才能更贴近当事人的感觉,也更能让当时人愿意进一步说明;③如果当事人的叙述有一个以上含糊不清的地方,心理咨询师可以选择关键性的部分,让当事人具体描述该部分的细节。

3. 同理心技术

同理心技术是指心理咨询师一面聆听当事人叙述,一面进入当事人的内心世界,以感同身受的方式体验当事人主管的想法与情绪,然后跳出当事人的内心世界,将自己对当事人的了解,传递给当事人知道。

同理心技术分为初层次同理心技术和高层次同理心技术。前者指心理咨询师回应的内容是当事人"明白表达"的感觉与想法,适用于心理咨询初期或心理咨询师与当事人良好关系尚未建立时;后者指心理咨询师回应的内容是当事人叙述中"隐含"的感觉与想法,它不但传递心理咨询师对当事人的了解,同时也协助当事人了解自己未知或逃避的部分,适用于心理咨询的中后期以及心理咨询师与当事人已有良好关系之时。

同理心技术可以分为4个层次:①心理咨询师没有专注与倾听当事人语言与非语言行为,因此回应的内容不能反映当事人表面或隐含的信息,对当事人问题的探讨没有帮助;②心理咨询师回应的内容只反映当事人表面的想法与感觉,而且反映的情感并非关键性的感觉;③心理咨询师回应的内容能够完全反映当事人的想法与感觉,没有缩减或过度推论当事人表达的内涵,不过,此回复仍无法反映当事人深层的感觉;④心理咨询师的回应内容能够反映当事人未表达的深层想法与感觉,可以协助当事人觉察体验先前无法接受或未察觉到的感觉。

在运用该技术时,心理咨询师要根据咨询过程所处的不同阶段而灵活运用。例如,在咨询初期,请心理咨询师尽量使用初层次同理心技术,以帮助他与当事人建立良好关系,即使心理咨询师已先一步看到当事人问题的症结,或是察觉到当事人的逃避、隐瞒行为,仍然只能使用初层次同理心技术。待到了心理咨询中后期,咨询的重点已放到协助当事人探讨问题的根源方面。因此,通常以高层次同理心技术为主,但有时为了配合当事人的速度与状况,仍然可以配合使用初层次同理心技术。此外,当心理咨询师使用同理心技术时,心理咨询师回应的内容必须反映当事人语言与非语言行为所蕴含的信息。

4. 探问技术

探问技术是心理咨询师为了鼓励当事人有更多的表达,在必要情况下配合当事人的问题与咨询目标,提出相关问题咨询当事人的技术。但是,在心理咨询的过程中,一般不鼓励心理咨询师过多地使用探问技术,因为心理咨询是以当事人为主体,心理咨询师的任务就是依据相关理论架构,使用适当地心理咨询技术,协助当事人一吐胸中的郁闷,并且鼓励当事人察觉未觉察到的感觉与想法。同时,就探问技术而言,如果心理咨询师探问的问题是非关键性的,当心理咨询师将问题一提,便将咨询拐向旁枝末节的方向去了,这样不但心理咨询师无法带领当事人深入问题核心,亦让当事人憋着不吐不快的心事、忐忑不安的望着心理咨询师兴叹。并且如果心理咨询师使用过多的探问技术,将使心理咨询变成一问一答的访谈,这样就在不同的主题上来回切换,不但无法深入探讨任何主题,反而会为当事人制造逃避问题的机会。

5. 沉默技术

沉默技术是指在心理咨询过程中,因为某些因素,当事人无法继续所谈内容而沉默了下来。此时,心理咨询师应当知道某些重要信息正在当事人的内心运转,故应允许当事人沉默,让谈话暂时停顿,在当事人沉默之后,询问当事人沉默时发生的事。沉默技术适用于心理咨询的任何时刻、任何阶段。

当事人出现沉默的情况,大体上有以下几个原因:一是当事人未完全信任心理咨询师,唯恐坦诚的表白带来心理咨询师的耻笑或批评,因此犹豫不决;二是当事人正在整理他的思绪,需要一段时间才能理出头绪;三是对心理咨询师的问题,当事人从未思考过,因此不知如何回答,故不知不觉沉默下来。使用沉默技术时,有几个事项需要注意:①当事人在沉默多少时间后,心理咨询师才能介入,这个问题没有固定的答案,故必须依据当时的状况而定;②当事人沉默时,心理咨询师须仔细观察当事人非语言行为的变化;③心理咨询师不能在当事人沉默时,随意给当事人提出问题。

6. 自我表露技术

自我表露技术是指在适当的情况下,心理咨询师公开自己的类似经验与当事人分享,以协助当事人对自己的感觉、想法与行为后果有进一步的了解,并且从中得到积极的启示。心理咨询过程中,在协助当事人的角色上,心理咨询师只是催化剂,当事人才是主角,是对该问题负责的人。该技术适用于心理咨询师与当事人已建立良好的咨询关系或者心理咨询师确信表露自己的类似经验有助于当事人问题的解决。

在使用自我表露技术时,应注意以下几个事项:①心理咨询师须避免自己成为咨询中的主角,避免让咨询的重心转移到自己身上,且使用该技术的频数不宜过多;②心理咨询师不能运用自我表露的机会,批评当事人对问题的感受、想法与行为反应;③心理咨询师自我表露的内容、长度、深度须适当,应与当事人的问题相当;④在未深入探讨当事人问题之前,应避免心理咨询师的自我表露,让当事人模仿心理咨询师的解决方式;⑤自我表露应该协助当事人注意到问题的关键地方,以及当事人可以运用的资源。

7. 家庭心理治疗

家庭心理治疗是一类以家庭为单位,通过治疗性会谈、行为作业及其他非言语性技术来消除心理、病理现象,从而使家庭的内部向着有利于患者的方向转化,以帮助患者减轻及消除症状、促进个体和家庭成员心理健康的心理治疗方法,家庭治疗的核心是对家庭成员情感表达的评价以及对他们不良表达的认知和行为矫正。家庭心理治疗的基本思想适用于范围广泛的精神卫生问题,临床上被广泛应用于神经症、心身疾病、少年儿童心理—行为障碍的治疗,某些精神病(如精神分裂症、躁狂抑郁症、反应性精神病等)和药物依赖的康复治疗,以及普通人群中的婚姻辅导、教育辅导等。

在进行家庭治疗时,必须遵循以下基本原则:①要重视"感情性行为",忽略"理由性行为",即帮助家庭成员认识到问题的解决不应是靠说理或评价责任,而应认真调整情感表达,努力改善关系,但又不要急于求成;②关注"现在",摒弃"过去",即引导家人在评价既往挫折的经验教训基础上着眼解决所存在的现实问题;③针对整个家庭成员,进行集体治疗,纠正共有的心理病态;④家庭治疗的任务在于使每个家庭成员了解家庭病态情感结构,改善和整合家庭功能;⑤只提供指导、协助或建议,而决不是为之做出任何决定。

家庭治疗的组织与实施:①明确参加的对象。凡与家庭功能紊乱有关的成员均参加,甚至可包括一些有关的社会成员,如朋友、医师、监护人等。要克服参加人员的顾虑和阻力,如怕家丑外扬、互相抱怨、家庭被社会歧视等;②接谈技巧。要形成融洽的咨询与治疗关系,注意各成员之间的关系,家庭心理咨询师要担任指导、启发、协调角色,让家庭成员之间在思想和情感上直接交流,鼓励互相尊重,避免争吵、抱怨;③分析问题。针对家庭的结构和性质,分析、引导家庭存在的问题,然后找出烦恼和困境产生的根源及成因。④协商讨论问题。以集体心理咨询和集体心理治疗的形式进行。家庭心理咨询师和家庭成员一起共同分析、讨论,研究如何摆脱困难,解决家庭成员之间的关系。在该过程中,家庭心理咨询师要强调每个成员都应承担义务和责任,都应互通信息,相互了解和理解,并能相互尊重和容忍,不能只强调自己的家庭角色,而一味指责他人,并普及家庭管理、心理卫生知识介绍、老人和病人的护理知识等。

8. 结束技术

结束技术指在每一次咨询结束,或者当事人的问题已获得解决,或自己已无法协助当事人解决问题,而决定将当事人转介给其他心理咨询师或心理咨询机构时,心理咨询师必须采用的技术,以结束该次的心理咨询或心理咨询师与当事人的心理咨询关系。该技术使用的时候可能包括前面所提到或未提到所有技术,其结束的是心理咨询的过程。

该技术适用于:①每次咨询的结束,回顾本次咨询的过程或应对一些特殊的要求,如需求延时等;②当事人问题解决后,咨询关系应该结束,但有时由于某些因素,使得咨询关系的发展会让当事人对心理咨询师产生了依赖或心理咨询师对咨询对象产生了依赖;③当需要转介当事人时,会出现因为转介而结束心理咨询的分离情景,这容易触动当事人的投射与移情,让当事人产生新的问题。此时,心理咨询师只能以聆听、同理的姿态,陪伴当时人顺利结束咨询关系,或者为当事人适应新的环境提供帮助。

使用该技术时,需要心理咨询师注意的是:①在每次咨询前,心理咨询师必须留有足够的时间结束咨询;②心理咨询师必须定期评价咨询目标的达成与否,并在咨询目标即将达成时,做好咨询关系结束的规划;③心理咨询师必须随时觉察自己的状态,免得因为自己未完成的事情而干扰咨询关系的结束。

除我们列举的一些心理咨询技术之外,心理咨询还有许多其他的技术,但限于有限的篇幅,我们无法一一列举。以家庭心理咨询技术为例,仅针对儿童心理咨询的方法就有游戏疗法、小组疗法、非指导性疗法、关系疗法等。据美国心理咨询协会的统计,现已记录在册的心理咨询与治疗的疗法已有 300 种之多,而且还在不断增加。作为一门实践性很强的学科,心理咨询的知识还需要在不断的系统积累和实践中获得。并且在我们的生活中,任何人在任何时候,都有可能遇到冲突、挫折,产生愤怒、焦虑,导致心理失衡,甚至酿成疾病。因此,社区家庭医生要具备一定的心理学、医学知识和综合运用心理咨询理论与方法的能力,尊重、保护当事人的个人隐私,在日常的心理咨询实践中,灵活运用各种方法,努力取得最好的咨询效果。

四、心理咨询案例——很喜欢拿别人东西的幼儿园小朋友

孩子总是喜欢拿别人东西该怎么办? 这个问题让不少家长很头疼,因为孩子还小,打也不是,骂也不是,此时,我们应该如何办?

【主诉与症状】

"最近,我为孩子的事伤透脑筋,他总是乱拿别人东西,然后带回家。我跟他讲

道理不听,打他也没起多大作用。他还是我行我素,真拿他一点办法也没有。"

刘先生的儿子小明今年6岁,在某市的一个民办幼儿园读中班。前段时间,小明去邻居彭先生家玩,没过一会儿便急匆匆回家,还跑到自己房间藏了起来。不一会,刘先生接到了彭先生的电话,说自己儿子新买的玩具枪不见了,所以来问问是不是小明拿走了。刘先生赶紧拉来朵朵仔细询问,一开始小明还支支吾吾不肯承认,直到刘先生在床底下找到那个玩具枪,他才辩解说是因为一直想拥有一个冲锋枪,于是想先拿回家玩两天。看着儿子战战兢兢的模样,刘先生打也不是,骂也不是,只好训斥了他几句,带着他把玩具枪还了回去。

小明偷拿他人的东西不是一次两次了。去年10月,小明就偷偷把同班同学新买的文具盒带回了家,结果对方家长发现后,上门把他好一顿数落;去年12月,小明又偷拿了同班同学的饭勺……1年里,前后加起来,光刘先生夫妇发现小明乱拿别人的东西就有6次。由于小明还多次拿其他的新玩具回来,这些玩具究竟是他自己用零花钱买的,还是从同学那偷拿的,就很难辨别了。

【分析与对策】

针对孩子的这种不良习惯,心理咨询师要明白孩子所特有的心理:相比成年人来说,孩子的占有欲和新奇感更强,当他们看到一样自己没有的新鲜事物时,他们都会马上想占有它。因其行为控制能力较弱,即便家长事先有所提醒,当时的占有欲还是会占上风,兴奋大于抑制,往往不经对方允许就把自己喜欢的东西拿走。此外,不良的教育方式也是孩子产生过失行为的重要原因。随着独生子女家庭的增多,及家庭经济条件的好转,很多家长在对孩子的教育过程中采用的是溺爱的方式,他们基本上会无条件满足孩子的一切物质要求。由于孩子受自身年龄条件的限制,他们不能正确评价自己行为的好坏,这就使得他们拿别人东西与成年人的偷窃行为在性质上截然不同。但由于某些家长不懂如何教育循序渐渐,只顾着认为乱拿别人的东西就是"偷",于是对着孩子往往都是一顿毒打或责骂,这种方式反而会让孩子的不良心态得到刺激,进而偏离正确的发展方向。

我们在理论上知道,个人对事物的认知会指导他做出什么样的行为,针对这个案例,正确的做法是心理咨询师应首先分析这个问题产生的原因,究竟是父母对于孩子过分溺爱还是对于孩子管教的过于严厉,抑或是自己的某些行为对孩子造成了不好的影响。在深刻分析原因的基础上,明确、严肃地告诉他,这个东西是别人的,要赶快拿去还给人家。同时,还要教育孩子的父母要引导孩子,如果喜欢别人的东西,可以向人家借,也可以请求父母买。心理咨询师引导家长以这样直接的方式表达态度,并给孩子作出明确指示,可以强化正确信息,给孩子留下深刻印象,有利于养成孩子的良好行为习惯。此外,心理咨询师还可以教育家长要注意结合孩子的日常生活,帮助孩子形成正确的主客体意识。例如,可采用角色扮演的游戏方式,让孩子观察自己拿了别人的东西后,别人会有什么反应,或是体验自己的东西被别人拿走之后,会有什么感受等,从而让孩子懂得"你"、"我"、"他"的东西归属之间的界限,以后也就不会随便去拿别人的东西了。